NOW [illegible] KUCHARSKA DLA SPORTOWCÓW

100 PYSZNYCH PRZEPISÓW, KTÓRE POMOGĄ BUDOWAĆ MIĘŚNIE

Malwina Borkowska

Zastrzeżenie

Informacje zawarte w tym eBooku mają służyć jako obszerny zbiór strategii, na temat których autor tego eBooka przeprowadził badania. Streszczenia, strategie, wskazówki i triki są zalecane tylko przez autora, a przeczytanie tego eBooka nie gwarantuje, że czyjeś wyniki będą dokładnie odzwierciedlać wyniki autora. Autor eBooka dołożył wszelkich uzasadnionych starań, aby zapewnić aktualne i dokładne informacje dla czytelników eBooka. Autor i jego współpracownicy nie ponoszą odpowiedzialności za jakiekolwiek niezamierzone błędy lub pominięcia, które mogą zostać znalezione. Materiał w eBooku może zawierać informacje od osób trzecich. Materiały osób trzecich zawierają opinie wyrażone przez ich właścicieli. W związku z tym autor eBooka nie ponosi odpowiedzialności za materiały lub opinie osób trzecich.

SPIS TREŚCI

WPROWADZANIE

Nikt nie zwraca tyle uwagi na to, co jedzą, co kulturysta. Kalorie muszą być odpowiednie, makra muszą być zbilansowane, nie możemy też zapomnieć o mikro.

Są też różne filozofie dietetyczne, które walczą o pozycję pole position - przerywany post, cykl węglowodanów, dieta ketogeniczna i elastyczna, żeby wymienić tylko kilka. Cóż, niezależnie od twoich preferencji, te przepisy na kulturystykę zapewnią ci pokrycie.

Znajdziesz tu po trochu wszystkiego, co pomoże Ci w przygotowaniu posiłku, od wysokokalorycznych i wysokowęglowodanowych po niskowęglowodanowe i niskowęglowodanowe, szybkie i łatwe do bardziej zaangażowanego (i satysfakcjonującego!). Aha i oczywiście jest też mnóstwo białka!

Kulturystyka to delikatna równowaga między budowaniem mięśni a spalaniem tłuszczu. Potrzebujesz odpowiedniej ilości kalorii, aby zwiększyć masę mięśniową, ale potrzebujesz także deficytu kalorycznego, aby spalić nagromadzony tłuszcz. Brzmi to niemożliwe, ale tak nie jest. Tajemnica? Podstawowa matematyka. Lub, jak to się nazywa w świecie fitness: równanie bilansu energetycznego. Mówiąc najprościej, im większą masz masę mięśniową i im bardziej jesteś aktywny, tym więcej musisz jeść. Dzieje się tak dlatego, że im więcej masz beztłuszczowej masy mięśniowej, tym więcej energii (dzięki, jedzenie!) potrzeba, aby poruszyć ten mięsień. Wszystko, od podstawowych funkcji, takich jak oddychanie, trawienie i bicie serca, po chodzenie i noszenie prania po schodach lub bardziej celowe ćwiczenia, takie jak bieganie lub podnoszenie ciężarów na siłowni - Twoje ciało potrzebuje energii, a jeśli wszystkie te zadania z większą ilością beztłuszczowej masy mięśniowej wymagają więcej paliwa.

Zanim pobiegniesz do lodówki, spójrzmy na drugi koniec spektrum. Kiedy jemy więcej kalorii niż zużywa nasz organizm, wszystkie te dodatkowe kalorie są przechowywane w postaci tłuszczu. To jest powód, dla którego wielu ludzi, którzy chcą stać się silni, nigdy tak naprawdę nie staje się chudym i rozdrobnionym. Mogą rzeczywiście stać się silniejsze, ale chudnięcie oznacza ograniczenie dodatkowych kalorii. Istnieją jeszcze inne czynniki, które należy wziąć pod uwagę, takie jak słaba jakość żywności, brak czasu przyjmowania składników odżywczych i niewłaściwe proporcje makroskładników. Oczywiście nie wszystkie kalorie są sobie równe. Chcemy dostarczać naszemu organizmowi najlepszych składników budulcowych we właściwym czasie, aby wzmocnić nasz trening, poprawić naszą wydajność, zwiększyć masę mięśniową i pozbyć się zbędnej tkanki tłuszczowej.

1. Klopsiki białkowe

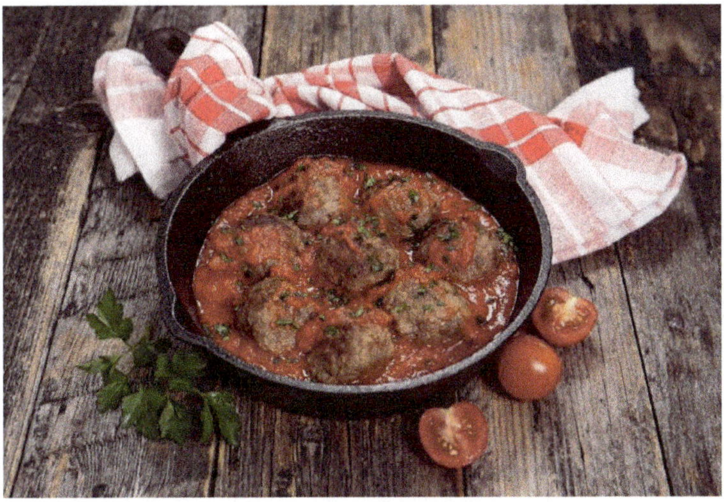

Porcje: 12

Składniki:

- 0,8-1 funta chudej mielonej wołowiny (95% chudego mięsa/5% tłuszczu)
- 1 mała żółta cebula, starta
- $\frac{1}{4}$ szklanki świeżej pietruszki, mielonej
- 1 jajko
- ⅓ szklanka suchej bułki tartej
- 1 łyżeczka soli i $\frac{1}{2}$ łyżeczki pieprzu

Wskazówki:

a) Rozgrzej piekarnik do 425 stopni.

b) Blachę do pieczenia z brzegiem wyłożyć papierem do pieczenia.

c) Połącz wszystkie składniki w misce do mieszania. Używając dłoni, delikatnie łącz składniki, aż dobrze się wkomponują.

d) Uformuj mięso w kulki o średnicy 1 cala, delikatnie zwijając w dłoniach. Ułóż na blasze do pieczenia, pozostawiając co najmniej 1 cal między każdym.

e) Piecz przez 12 minut. Wyjmij z piekarnika i podawaj lub dodaj do marynaty.

2. Klopsiki z indyka, jabłka i szałwii

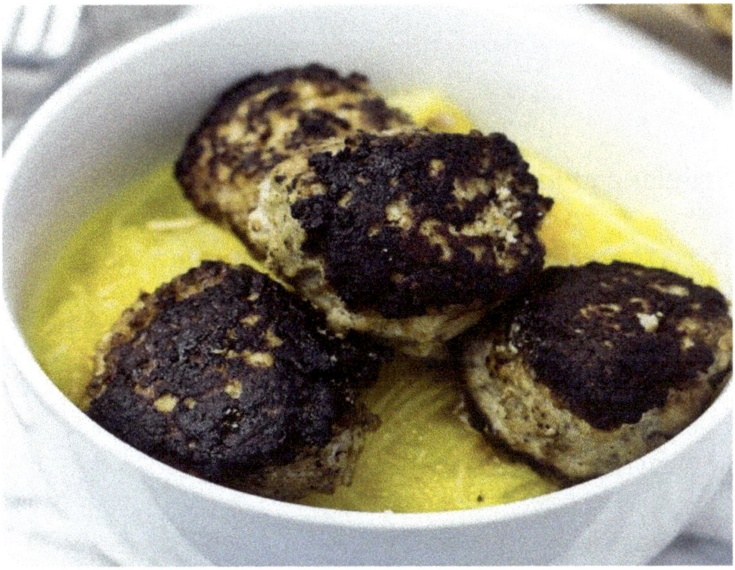

Porcje: 20

Składniki:

- $1\frac{1}{2}$-2 funty mielonego indyka
- 1 duże jabłko, starte (około 1 szklanki, zapakowane; obierz jak kto woli, a ja nie)
- $\frac{1}{2}$ szklanki drobno posiekanej słodkiej cebuli
- 2 duże jajka, ubite
- 2 łyżki mąki kokosowej
- 2 lekko ubite łyżki posiekanej świeżej szałwii
- $\frac{1}{2}$ łyżeczki gałki muszkatołowej
- Szczypta soli
- $\frac{1}{2}$ łyżeczki mielonego czarnego pieprzu

Wskazówki:

a) W dużej misce wymieszaj indyka, jabłko, cebulę, jajka i mąkę kokosową, aż się połączą. Następnie wymieszaj szałwię, gałkę muszkatołową, sól i pieprz, aż smaki się rozprowadzą.

b) Zbierz 3 łyżki kulek i zwiń je w dłoniach, aby je wygładzić.

c) Rozgrzej piekarnik do 350 i rozgrzej kilka łyżek oleju na patelni przeznaczonej do piekarnika. Podsmaż klopsiki w odstępie co najmniej cala, aż spód stanie się ciemnobrązowy i chrupiący (około 3-5 minut), a następnie odwróć i zrób to samo z drugiej strony.

d) Przełóż patelnię do nagrzanego piekarnika i piecz przez 9-12 minut, aż się upiecze (nie ma różu w środku). Moje były idealne po 10 minutach.

e) Przechowuj ugotowane lub niegotowane klopsiki w szczelnym pojemniku w lodówce do 3 dni lub w zamrażarce do 3 miesięcy.

3. Azjatyckie klopsiki z glazurą jabłkową Hoisin

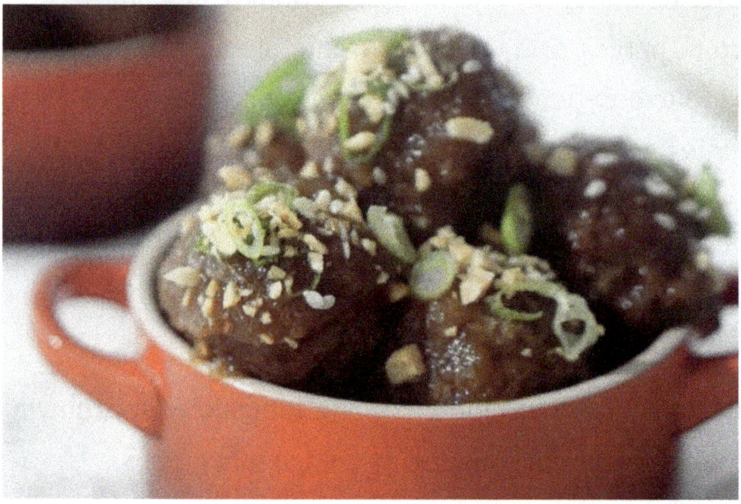

Porcje: 24

Składniki:

Do klopsików

- $\frac{1}{2}$ funta pieczarek cremini, grubo posiekanych (bez szypułek)
- 1 filiżanka płatków zbożowych All-Bran Original
- 1 funt ekstra chudego mielonego indyka
- 1 jajko
- 1 ząbek czosnku, drobno posiekany
- $\frac{1}{2}$ łyżeczki prażonego oleju sezamowego
- 1 łyżeczka sosu sojowego o obniżonej zawartości sodu
- 2 łyżki kolendry, drobno posiekanej
- 2 łyżki zielonej cebuli, drobno posiekanej
- $\frac{1}{4}$ łyżeczki soli
- $\frac{1}{4}$ łyżeczki pieprzu

Do sosu i dekoracji

- $\frac{1}{4}$ szklanki sosu hoisin
- $\frac{1}{4}$ szklanki octu z wina ryżowego

- 1 szklanka niesłodzonego sosu jabłkowego
- 2 łyżki masła jabłkowego
- 1 łyżka sosu sojowego o obniżonej zawartości sodu
- 1 łyżeczka oleju sezamowego

Opcjonalne dodatki

- Orzeszki ziemne, kruszone
- Zieloną cebulę, cienko pokrojoną
- ziarenka sezamu

Wskazówki:

Na klopsiki:

a) Rozgrzej piekarnik do 400 F i wyłóż dużą blachę do pieczenia pergaminem lub silpatem.

b) Używając robota kuchennego, rozdrabniaj grzyby, aż osiągną konsystencję przypominającą mięso mielone. Przełóż do miski.

c) Dodaj All-Bran do robota kuchennego i miksuj, aż uzyska proszek. Dodaj do miski.

d) Wymieszać z indykiem, jajkiem, czosnkiem, prażonym olejem sezamowym, sosem sojowym, kolendrą, zieloną cebulką, solą i pieprzem. Zwiń w 24 kulki i połóż na blasze do pieczenia.

e) Piecz przez 15-18 minut lub do uzyskania złotego koloru na zewnątrz i dopieczonego w środku.

Na sos i dodatki:

f) W dużym rondlu wymieszać sos hoisin, ocet, mus jabłkowy, masło jabłkowe, sos sojowy i olej sezamowy i dusić na średnim ogniu, aż do całkowitego połączenia i gęstej konsystencji.

Złożyć:

g) Gdy klopsiki będą ugotowane, wrzuć je na patelnię z sosem i wymieszaj, aż będą dobrze pokryte.

h) W razie potrzeby udekoruj pokruszonymi orzeszkami ziemnymi, sezamem i pokrojoną w plasterki zieloną cebulą.

4. Pieczona Dynia Żołądowa Z Pulpetami Z Kurczaka

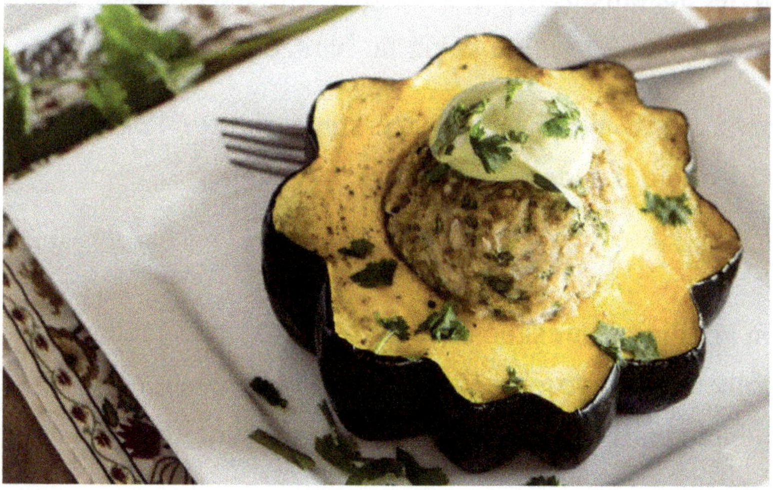

Porcje: 4

Składniki:

- 2 dynie żołędziowe
- 1 łyżka oliwy z oliwek
- Sól morska i świeżo mielony pieprz
- 3 ząbki czosnku, mielone
- 3 szalotki, grubo posiekane
- 1 szklanka liści kolendry (bez szypułek)
- 1 funt ekstra chudego mielonego kurczaka
- 2 łyżeczki mielonego kminku
- $\frac{1}{4}$ szklanki panko
- $\frac{1}{4}$ do $\frac{1}{2}$ szklanki Hatch zielone chile, posiekane
- 2 łyżki orzeszków pinii
- $\frac{1}{4}$ szklanki sera Cotija - kruszony (opcjonalnie)
- 1 awokado bez skórki i pestki
- 2 łyżki jogurtu naturalnego
- 1 łyżka majonezu z oliwy z oliwek

- W razie potrzeby rozcieńczyć maślankę
- Dodatkowa kolendra do przybrania

Wskazówki:

a) Rozgrzej piekarnik do 400 stopni (375 stopni w piecu konwekcyjnym). Ostrożnie pokrój oba końce kabaczka. Pokrój pozostały kawałek na krążki od $1\frac{1}{2}$ do 3 cali - może to być 2 lub 3 części. Ułożyć na blasze do pieczenia, posmarować oliwą i doprawić solą i pieprzem. Umieść na środku nagrzanego piekarnika na 15 do 20 minut, przygotowując nadzienie.

b) Do miski malaksera dodaj czosnek, szalotki i kolendrę. Pulsować kilka razy, aż zostaną drobno posiekane, ale nie puree.

c) Dodaj mieszankę kolendry do dużej miski z mielonym kurczakiem. Dodaj kminek i panko. Dobrze wymieszaj. Ręce działają najlepiej! Dodaj zielone papryczki chile, orzeszki pinii i cotiję, jeśli używasz. Nie przesadzaj, ale staraj się dodać do mieszanki z kurczakiem. Uformuj 4-5 kulek w zależności od ilości plastrów dyni i Twoich upodobań.

d) Wyjmij dynię z piekarnika. Umieść klopsik na środku każdego plasterka. Wróć do piekarnika na około 25 dodatkowych minut. Czas zależy od wielkości twoich klopsików. Jeśli włożysz widelec do klopsika, powinien być dość twardy, a dynia powinna być dość miękka.

e) Podczas gdy klopsiki i kabaczek się gotują, połącz awokado, jogurt, majonez, sól i pieprz w blenderze lub robocie kuchennym. Miksuj do uzyskania gładkości. Sprawdź przyprawy. Dodaj maślankę do pożądanej konsystencji. Podoba mi się trochę luźniejszy niż majonez - gęsty, nie płynny!

f) Gdy jest gotowy do podania, na każdą porcję nałóż porcję kremu z awokado i udekoruj kolendrą. Cieszyć się!

5. Płatki owsiane Superfood na noc

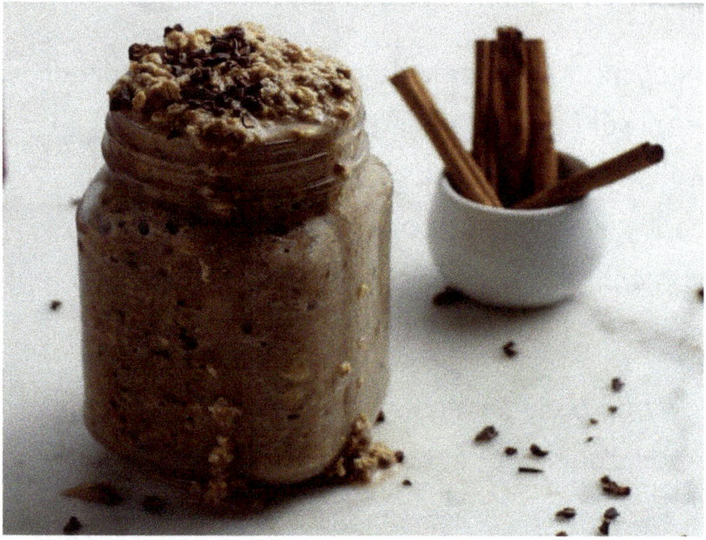

Ilość porcji: 1

Składniki

- 75g jogurtu bezmlecznego
- 50g Błyskawicznego Owsianego
- 125 ml mleka migdałowego
- 1 łyżka masła migdałowego
- 1 łyżeczka cynamonu
- Szczypta soli

Wskazówki

a) Wymieszaj wszystkie składniki w słoiku lub misce i dobrze wymieszaj.

b) Przykryj i wstaw do lodówki na co najmniej 4 godziny lub na noc, a następnie ciesz się pysznie pulchnymi i kremowymi płatkami owsianymi na noc!

6. Kurczak Pikantny Z Kuskusem

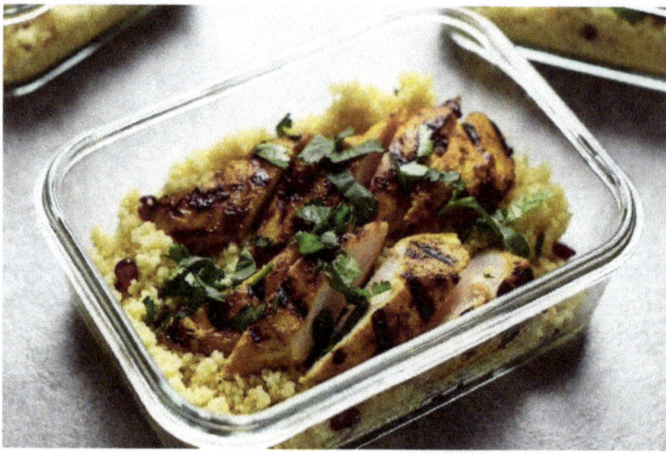

Porcje 4

Składniki

- 1 łyżka pasty curry
- 1 łyżka chutney z mango
- 1/2 łyżeczki kurkumy
- 1 porcja soli (do smaku)
- 50 ml oliwy z oliwek
- 4 piersi z kurczaka
- 300 g kuskusu
- 350 ml bulionu warzywnego
- Opcjonalne dodatki:
- Nasiona granatu
- Kolendra

Wskazówki

a) Aby zrobić marynatę dla kurczaka, dodaj do miski pastę curry, chutney, kurkumę, sól i oliwę z oliwek i dobrze wymieszaj.

b) Każdą pierś z kurczaka przeciąć na pół przed dodaniem do marynaty. Dobrze wymieszaj, aż cały kurczak zostanie przykryty.

c) Odstaw kurczaka na co najmniej 20 minut — najlepiej na noc w lodówce.

d) Rozgrzej patelnię grillową na średnim ogniu i ułóż kawałki kurczaka. Grilluj kawałki kurczaka przez 5-6 minut z każdej strony lub do uzyskania złotego koloru i lekko zwęglonego.

e) W międzyczasie włóż kuskus do dużej miski i ostrożnie wlej gotujący się wywar warzywny. Przykryj miskę pokrywką i pozostaw kuskus do namoczenia na około 5 minut.

f) Posyp kuskus widelcem i dodaj dowolne dodatki. Nasiona granatu doskonale nadają kolor i smak.

g) Podziel swój kuskus na 4 pojemniki, a następnie posyp dwoma kawałkami marynowanego kurczaka. Wykończ danie posypką kolendry.

7. Szybki kurczak Harissa i Tabbouleh

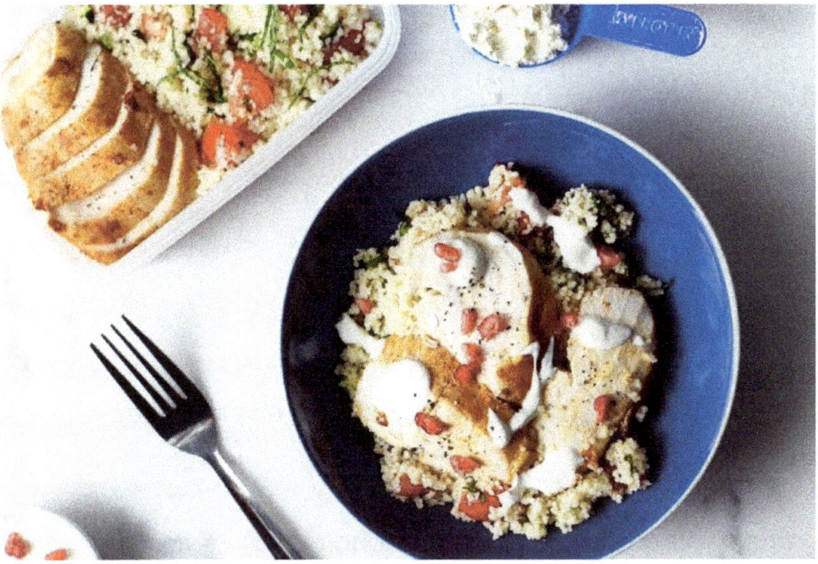

Sprawia: 4 posiłki

Składniki

- 50 g pasty harisa
- 1 łyżeczka oliwy z oliwek extra virgin
- 1 szczypta soli fok
- 3 x pierś z kurczaka (wypróbuj ze skórą, aby uzyskać dodatkowy smak)
- 180 g kaszy bulgar lub kuskusu (sucha masa)
- 40 g pietruszki (łodyżki i liście)
- 20 g listków mięty
- 6-8 x dymka
- 1/2 ogórka
- 4 x pomidory
- 6 łyżek jogurtu greckiego
- 1/2 cytryny (sok i skórka)
- 1 ząbek czosnku (mielony)
- 1 szczypta soli morskiej

- 1 garść pestek granatu (opcjonalnie)

Wskazówki

a) Kurczak: Rozgrzej piekarnik do 190°C. W małej misce wymieszaj pastę harissy, oliwę z oliwek i szczyptę soli.

b) Natnij wierzchy piersi kurczaka ostrym nożem, a następnie wetrzyj mieszankę harissy na piersi kurczaka i w linie nacięć.

c) Czekając, zrób tabbouleh. Pszenicę bulgar lub kuskus ugotuj zgodnie z instrukcją z tyłu opakowania. Po ugotowaniu odcedź, przelej do dużej miski i oddziel ziarna widelcem. Pozostaw do ostygnięcia.

d) Drobno posiekaj pietruszkę, listki mięty, dymkę, ogórek i

e) Do dressingu: po prostu wymieszaj w misce jogurt grecki, sok i skórkę z cytryny, zmielony czosnek i sól morską.

f) Gdy wszystkie komponenty będą gotowe, podziel je między trzy pojemniki Tupperware. Pozostaw do ostygnięcia, a następnie wstaw do lodówki i przechowuj do 3 dni.

8. Jednorazowy kurczak z nerkowca

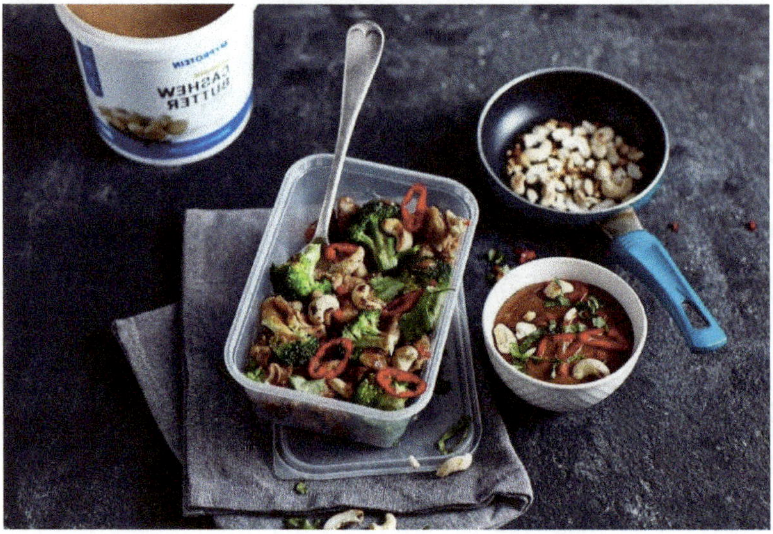

Sprawia: 4 posiłki

Składniki

- 3 łyżki masła nerkowca
- 2 łyżki sosu sojowego
- 2 łyżki syropu klonowego lub z agawy
- 2 ząbki czosnku
- 1 łyżeczka chińskiej 5 przypraw
- 4 piersi z kurczaka (pokrojone w kostkę)
- 1 głowa brokuła (pokrojona na różyczki)
- 40g orzechów nerkowca
- 2 czerwone chilli (pokrojone w kostkę)
- Garść świeżej kolendry
- 300g ryżu basmati (gotowanego)

Wskazówki

a) Rozgrzej piekarnik do 200 ° C lub 180 ° C dla wspomagania wentylatorem. W dużej misce wymieszaj masło z orzechów nerkowca, sos sojowy, syrop klonowy, czosnek i pięć przypraw.

b) Dodaj pokrojone w kostkę kurczaka i różyczki brokułów do miski i dobrze obtocz.

c) Wlej zawartość miski na głęboką blachę do pieczenia i piecz przez 20 minut.

d) W międzyczasie upiecz orzechy nerkowca. Rozgrzej patelnię na dużym ogniu, dodaj orzechy nerkowca i nie ruszaj nimi, aż zaczną się lekko zrumienić i popękać. Wrzucić i zrumienić po drugiej stronie.

e) Po upieczeniu kurczaka z nerkowcami i brokułami wymieszaj orzechy nerkowca i chilli, podziel i włóż do pudełek Tupperware z ugotowanym ryżem basmati. Posyp każdą posiekaną kolendrą i wstaw do lodówki. Łatwo!

9. Lasagne Bochenek

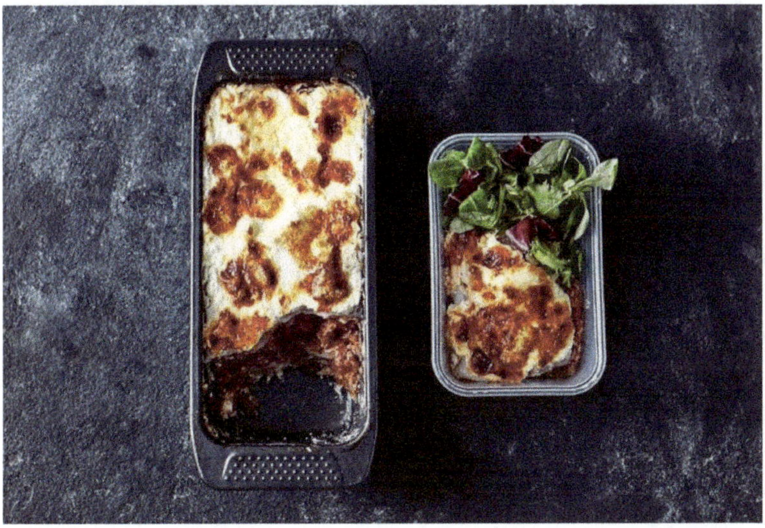

Ilość: 4 porcje

Składniki

- 1 łyżeczka oleju kokosowego
- 1 biała cebula, grubo posiekana
- 2 ząbki czosnku, drobno posiekane
- 1 łyżka suszonego oregano
- 350g mielonego indyka
- 600g posiekanych pomidorów lub passaty pomidorowej
- 300g płatków lasagne
- 1 cukinia
- 1 łyżeczka soli morskiej i czarnego pieprzu
- 400g twarogu
- 3 białka jajek
- 100g chudego sera (tartego)

Wskazówki

a) Najpierw zrób ragu z indyka. Dodaj olej kokosowy na patelnię na średnim lub dużym ogniu. Dodaj cebulę i smaż przez 3-4 minuty, następnie dodaj czosnek i smaż przez kolejne 2 minuty (jeśli używasz wersji sproszkowanych, dodaj je po kolejnym kroku).

b) Następnie dodaj mielone mięso z indyka i rozdrobnij je trochę łopatką, a następnie pozwól mu się zrumienić przez 3-4 minuty, od czasu do czasu mieszając. Dodaj oregano, $\frac{1}{2}$ łyżeczki soli i pieprzu oraz pomidory i gotuj na małym ogniu przez 10 minut.

c) Czekając, wymieszaj w misce twarożek i białka jajek widelcem z pozostałą solą i pieprzem. Odłożyć na bok. Rozgrzej piekarnik do 200 ° C lub 180 ° C, aby korzystać z wentylatora.

d) Teraz przygotuj arkusze z cukinii i lasagne. Użyj obieraczki do warzyw, aby pokroić cukinię wzdłuż, aby uzyskać długie plastry. Umyj arkusze lasagne pod zimną wodą w durszlaku.

e) Gdy ragu z indyka jest gotowe, czas przygotować lasagne. Zacznij od warstwy płatów z cukinii, aby łatwo je wyjąć po ugotowaniu. Następnie na przemian ragu, sos serowy, płatki lasagne i cukinię. Wykończ warstwę lasagne, następnie sos serowy, po czym posyp chudym serem.

f) Pieczemy 15 minut z założoną folią, następnie zdejmujemy folię, zwiększamy ogień o 20°C i pieczemy kolejne 20 minut. Po ugotowaniu podziel na cztery pojemniki do przygotowywania posiłków, podawaj z ulubioną sałatką lub warzywami i przechowuj w lodówce do trzech dni.

10. Kurczak Harissa i marokański kuskus

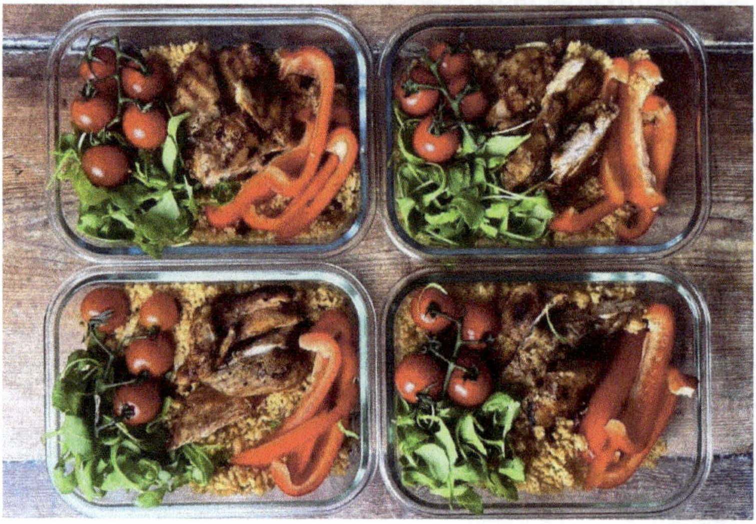

Służy 4

Składniki

- 500 g udek z kurczaka bez kości i skóry
- 1 łyżka oliwy z oliwek z pierwszego tłoczenia
- 2 łyżki pasty harissa
- ½ cytryny (sok)
- 1 cebula (drobno posiekana)
- 3 ząbki czosnku (rozgniecione)
- 2 łyżki oleju kokosowego
- 1 łyżeczka kminku
- 1 łyżeczka wędzonej papryki
- 350 g kuskusu
- 1 kostka bulionu warzywnego
- 1 litr przegotowanej wody
- 1 pęczek świeżej pietruszki (drobno posiekanej)
- 1 łyżeczka płatków chili
- 40 g orzeszków piniowych
- 50 g rodzynek

Wskazówki

a) Najpierw dodaj oliwę z oliwek, pastę harissy, sól, pieprz i sok z cytryny do ud kurczaka i wmasuj w nie pastę. Po oblaniu odstawić i pozostawić do zamarynowania.

b) W międzyczasie posiekaj cebulę i czosnek, a następnie podgrzej łyżkę oleju kokosowego na nieprzywierającej patelni. Dodaj cebulę i smaż przez 5 minut do miękkości.

c) Dodaj czosnek na patelnię i smaż przez 2 minuty przed dodaniem kminku i wędzonej papryki. Do cebuli i czosnku wymieszać przyprawy, następnie dodać suchy kuskus.

d) Wymieszaj razem bulion warzywny i wrzącą wodę, a następnie dodaj do garnka. Wszystko wymieszać do połączenia i pozostawić kuskus do wchłonięcia płynu.

e) W międzyczasie podgrzej pozostałą łyżkę oleju kokosowego na żeliwnej patelni lub patelni na dużym ogniu. Dodaj udka z kurczaka harisa i smaż przez 4-5 minut z każdej strony, po czym zdejmij z patelni i odstaw.

f) Gdy kuskus nasiąknie bulionem warzywnym i podwoi swoją objętość, przełóż do dużej miski i dodaj rodzynki, orzeszki pinii, pietruszkę, sok z ½ cytryny, sól, pieprz i płatki chilli.

g) Dodaj warstwę kuskusu do każdego pojemnika do przygotowywania posiłków i przykryj pokrojonym kurczakiem harissa.

11. Sałatka z Makaronem Buffalo Kurczak

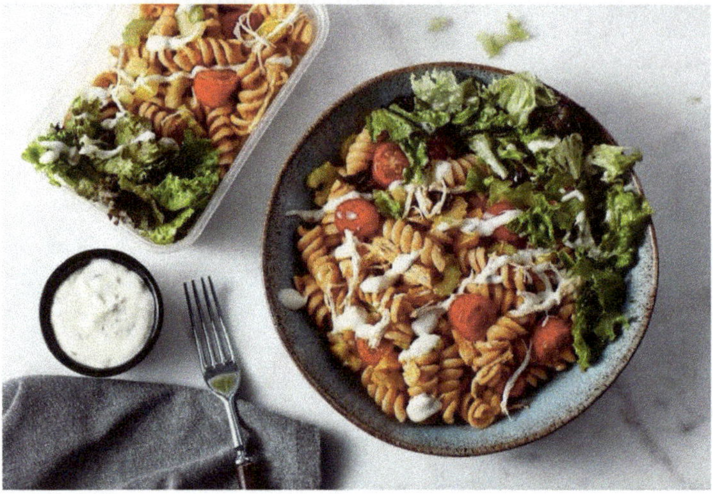

Stwarza: 3 posiłki

Składniki

Na makaron:

- 160g ugotowanego makaronu
- 3 piersi ugotowanego kurczaka
- 2 łodygi selera
- Garść pomidorków koktajlowych
- 1 żółta papryka
- 2 łyżki sosu ranczo o obniżonej zawartości tłuszczu
- Duża garść mieszanych liści

Do sosu bawolego:

- 175 ml sosu peri-peri
- $\frac{1}{2}$ łyżeczki proszku czosnkowego
- 4 łyżki masła o obniżonej zawartości tłuszczu lub margaryny
- Szczypta soli

Wskazówki

a) Umieść rondel na średnim ogniu i dodaj sos peri-peri oraz proszek czosnkowy. Gotuj przez 2 minuty, następnie dodaj masło i sól i gotuj przez kolejne 5 minut, od czasu do czasu mieszając. Zdejmij z ognia i pozostaw na kilka minut do ostygnięcia.

b) Pokrój seler, pomidory i paprykę na kawałki wielkości kęsa, a następnie poszatkuj kurczaka dwoma widelcami. Włożyć do dużej miski z ugotowanym makaronem.

c) Zalej sosem bawole i wrzuć go przez sałatkę makaronową. Podziel między 3 pojemniki do przygotowywania posiłków i skrop je odrobiną sosu ranczo i podawaj z garstką mieszanych liści lub ulubioną sałatką. Włóż do lodówki do 3 dni i ciesz się ciepłem lub zimnem.

12. Kurczak, Batat i Zieloni

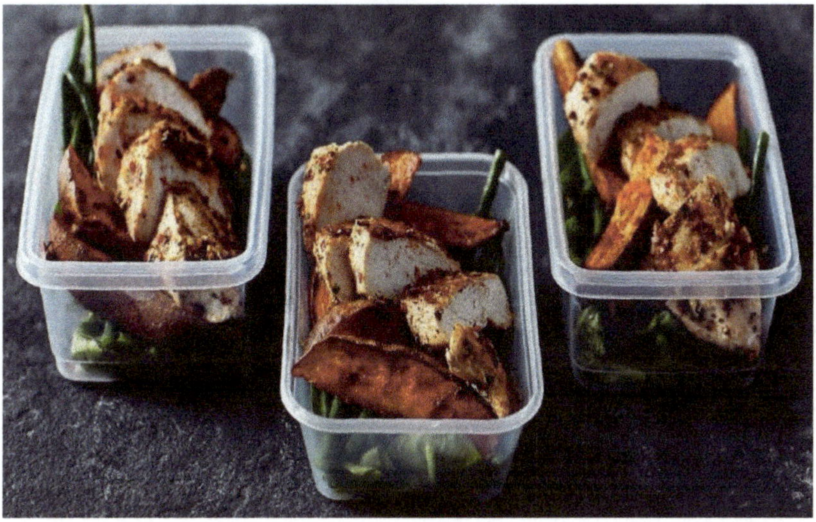

Składniki

- 2 łyżki oleju kokosowego
- 4 x 130g piersi z kurczaka
- 350g słodkich ziemniaków
- 1/2 łyżeczki soli morskiej
- 1/2 łyżeczki czarnego pieprzu
- 1/2 łyżeczki papryki
- 1 torebka świeżego szpinaku
- 350g zielonej fasoli (przyciętej)
- Posyp wybranymi przyprawami

Wskazówki

a) Rozgrzej piekarnik do 180°C.

b) Najpierw zacznij od pokrojenia słodkich ziemniaków w kliny i ułóż na blasze do pieczenia. Dopraw solą, pieprzem i papryką, a następnie piecz przez 25 minut.

c) Zagotuj w czajniku i włóż przyciętą zieloną fasolkę do miski. Fasolę szparagową zalać wrzątkiem ze szczyptą soli i pozostawić do blanszowania przez 1-2 minuty (nie gotować do końca, aby zachować wartości odżywcze).

d) Połóż pierś z kurczaka na patelni lub dużej patelni z powłoką zapobiegającą przywieraniu na średnim ogniu i smaż do zbrązowienia z jednej strony, a następnie odwróć kurczaka i dopraw każdą pierś wybranymi przyprawami

e) Gdy kurczak jest dokładnie ugotowany, połóż go na desce, aby odpocząć i ostudzić.

f) Odcedź zieloną fasolkę z osolonej wody.

g) Gdy wszystkie składniki ostygną, uzupełnij pudełka na posiłki. Do każdego pudełka dodaj 2 garście szpinaku, gałkę łódek, zieloną fasolkę i pierś z kurczaka.

h) Przechowuj w hermetycznym pojemniku w lodówce, a następnie w kuchence mikrofalowej przez 3-4 minuty lub do czasu, aż stanie się gorąca.

13. Azjatycki kurczak z masłem orzechowym i sezamem

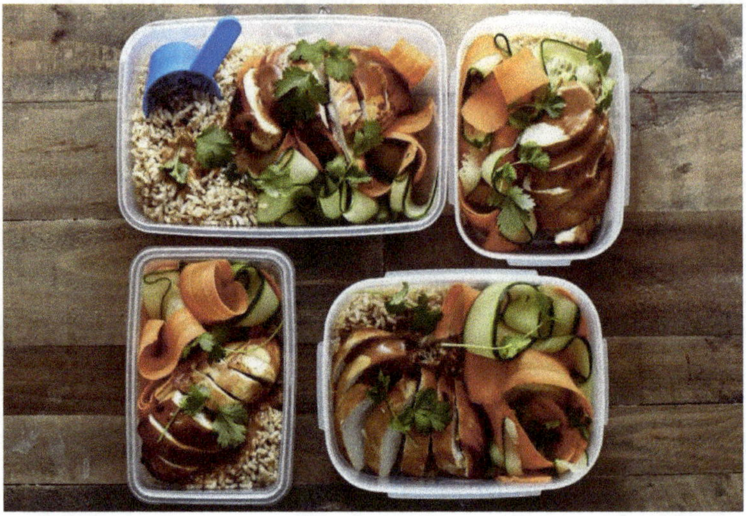

Składniki

Na kurczaka:

- 5 łyżek masła orzechowego
- 50 ml soku pomarańczowego
- 3 łyżki syropu bez cukru (smak klonowy)
- 3 łyżki sosu sojowego
- 1 kciuk imbiru (tarty)
- 3 piersi z kurczaka
- Na sałatkę:

- 2 ogórki (spiralne lub pokrojone w cienkie plasterki)
- 2 marchewki (spiralne lub pokrojone w cienkie plasterki)

Sos do sałatki:

- 2 łyżki syropu bez cukru (smak klonowy) lub syropu klonowego
- 4 łyżki sosu sojowego
- 2 łyżki oleju sezamowego

Podaj z:

- 30g (sucha masa) brązowego/basmati ryżu na posiłek

Wskazówki

a) Rozgrzej piekarnik do 200 ° C lub 180 ° C dla wspomagania wentylatorem.

b) Ubij masło orzechowe, 100 ml gorącej wody i sok pomarańczowy do uzyskania gładkiej konsystencji, a następnie dodaj syrop, sos sojowy i imbir. Odłożyć na bok.

c) Dopraw i obsmaż piersi z kurczaka smażąc na dużym ogniu na patelni nieprzywierającej przez 3 minuty z każdej strony, następnie przełóż do naczynia żaroodpornego i dokładnie obtocz kurczaka sosem z masła orzechowego.

d) Piecz przez 20 minut.

e) Czekając, przygotuj sos sałatkowy, mieszając ze sobą syrop, olej sojowy, olej sezamowy i nasiona, a następnie połącz ze spiralnym ogórkiem i marchewką.

f) Po ugotowaniu kurczaka umieść w pudełkach do przygotowywania posiłków i podawaj z sałatką i brązowym ryżem. Trzydniowe przygotowanie na lunch.

14. Grillowany Kurczak i Ryż

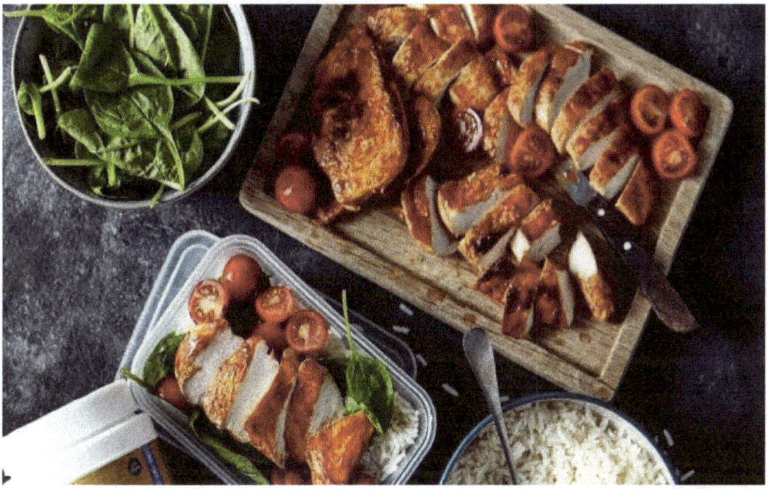

Składniki

- 1 łyżka oleju kokosowego
- 450g ugotowanego białego ryżu
- 600g piersi z kurczaka
- 6 garści szpinaku
- 75g kukurydzy
- 3 łyżki sosu barbecue
- 1 łyżeczka słodkiej papryki
- 9 pomidorków koktajlowych

Wskazówki

a) Każdą surową pierś z kurczaka przeciąć poziomo na pół.

b) Natrzyj kurczaka sosem barbecue, papryką, solą i pieprzem.

c) Dodaj olej kokosowy na rozgrzaną patelnię lub patelnię i umieść kurczaka na patelni na średnim ogniu na około 4 minuty z każdej strony. Odwróć i po dokładnym ugotowaniu umieść na talerzu do ostygnięcia.

d) Dodaj 2 garście szpinaku do dna plastikowych kubków Tupperware.

e) Ryż ugotować zgodnie z instrukcją na opakowaniu i pozostawić do ostygnięcia. Napełnij wanny z jednej strony.

f) Nałóż kukurydzę na ryż i dodaj pokrojone pomidory.

g) Zakończ przygotowanie dodając zimnego kurczaka i wstaw do lodówki.

15. Niskokaloryczne burgery z limonki i chili z indyka

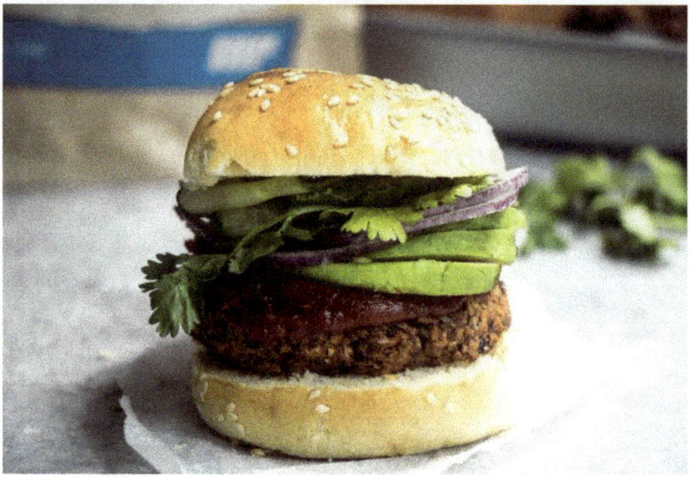

Składniki

- 1 łyżeczka oleju kokosowego
- 50 g płatków owsianych
- 40 g mielonego mięsa z indyka (2-7% mięsa mielonego)
- 1/2 łyżeczki soli morskiej i czarnego pieprzu
- 1/2 czerwonej papryczki chili
- 1 łyżeczka pasty czosnkowej
- 1/2 małej czerwonej cebuli
- 1/2 limonki (sok i skórka)

Wskazówki

a) Rozgrzej piekarnik do 180°C. Wrzuć płatki owsiane do robota kuchennego i miksuj, aż się dokładnie zmiksują.

b) Dodaj cebulę, chilli, czosnek i sok oraz skórkę z limonki i miksuj na grubo posiekane. Następnie dodaj mielony burger, sól i pieprz oraz strączkowe, aby połączyć.

c) Zrób 5 hamburgerów rękoma i umieść na wyłożonej blasze do pieczenia.

d) Piecz przez 15-20 minut.

e) Podawać z wybranymi warzywami.

16. Malezyjski Satay z Kurczaka

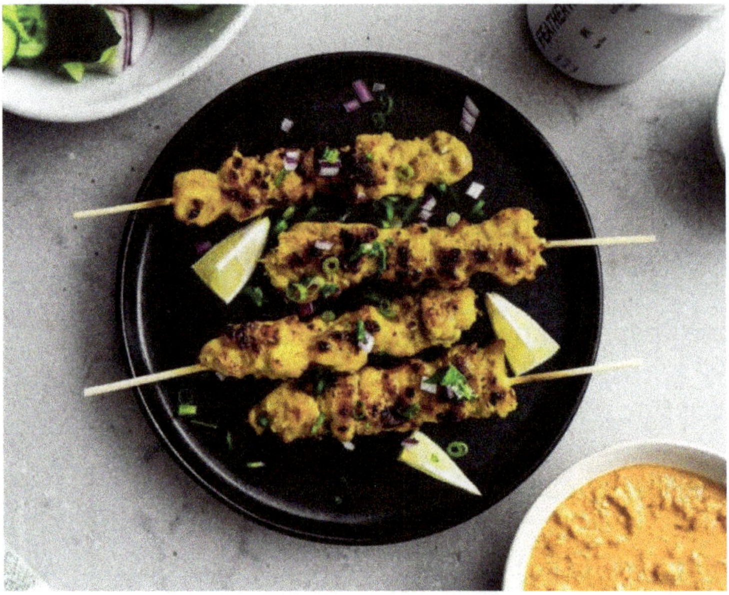

Sprawia: 4 posiłki

Składniki

- 2 łyżki sezamu, orzeszków ziemnych lub oliwy z oliwek
- 2 łodygi trawy cytrynowej
- 1 biała cebula
- 2 ząbki czosnku
- 1 kciuk imbiru
- 2 czerwone papryczki chilli
- 1 łyżeczka kurkumy
- 1 łyżeczka nasion kminku
- 8 łyżek masła orzechowego w proszku lub 4-6 łyżek zwykłego masła orzechowego
- 3 piersi z kurczaka (pokrojone w kostkę)
- 300g ryżu pełnoziarnistego (gotowanego)
- 1 czerwona cebula (posiekana)
- 1 ogórek (posiekany)

Wskazówki

a) Najpierw do blendera wrzuć olej sezamowy, trawę cytrynową, cebulę, czosnek, imbir, chilli, kurkumę i kminek. Miksuj, aż uzyskasz gładką pastę.

b) Następnie w osobnej misce wymieszaj 8 łyżek masła orzechowego w proszku z 8 łyżkami wody, aż będzie wyglądać jak masło orzechowe. Dodaj trochę więcej proszku lub wody, aby uzyskać pożądaną konsystencję.

c) Połącz połowę pasty przyprawowej z masłem orzechowym, aby zrobić sos z orzeszków ziemnych, a pozostałą pastą przypraw polej pokrojonego w kostkę kurczaka. Nałóż kurczaka na 6 małych patyczków do szaszłyków (namocz je w wodzie przez co najmniej godzinę, aby drewno się nie przypaliło). Pozwól kurczakowi marynować przez kilka godzin, jeśli masz czas.

d) Smaż szaszłyki z kurczaka na średnim lub dużym ogniu przez 8-10 minut lub do całkowitego ugotowania. Po ugotowaniu wyjąć z patelni i odstawić.

e) Dodaj sos orzechowy do tej samej patelni i zagotuj, od czasu do czasu mieszając, aż będzie gorąca. Usuń z ognia.

f) Przygotuj trzy pudełka Tupperware z ugotowanym ryżem, posiekanym ogórkiem i posiekaną czerwoną cebulą. Do każdego pudełka dodaj dwa szaszłyki z kurczaka. Podziel sos orzechowy na trzy mniejsze pudełka Tupperware lub polej sosem bezpośrednio na kurczaka.

g) W lodówce do 3 dni. Kuchenka mikrofalowa na pełnej mocy przez 3 minuty lub do czasu, gdy będzie gorąca. I proszę bardzo - posiłki na 3 dni, które urozmaicą Twoje biurowe lunche!

17. Kurczak tikka masala

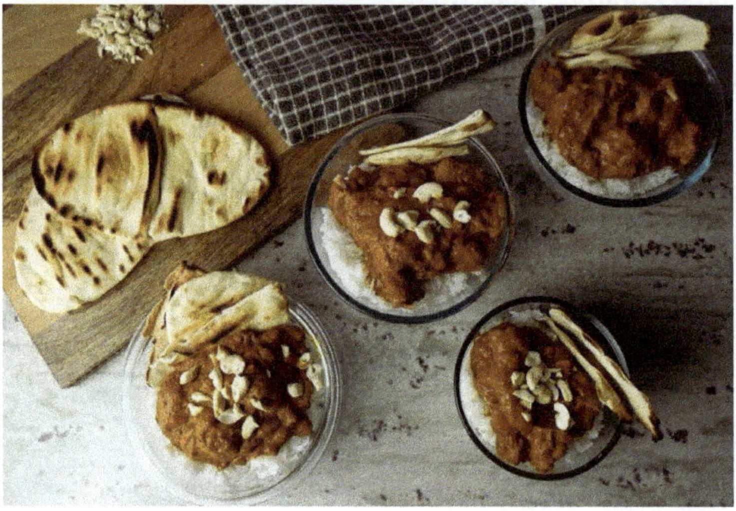

Służy 4

Składniki

- 1 łyżka stołowa 100% oleju kokosowego
- 500g piersi z kurczaka (pokrojonej w kostkę)
- 1 biała cebula (drobno posiekana)
- 4 ząbki czosnku (utarte lub zmiażdżone)
- 1 łyżka imbiru (startego)
- 2 łyżki przecieru pomidorowego
- 1 łyżeczka kurkumy
- 1 łyżeczka garam masala
- $\frac{1}{2}$ łyżeczki chilli w proszku
- 1 puszka posiekanych pomidorów (zmiksowanych)
- 1 kubek gotującego się wywaru z kurczaka
- 3 duże łyżki pełnotłustego jogurtu greckiego

Podaj z:

- 50g ryżu basmati na porcję (sucha masa)
- 2 podpłomyki (pokrojone w paski)
- 20g posiekanych orzechów nerkowca

Wskazówki

a) Najpierw rozgrzej olej kokosowy na patelni na średnim ogniu i dodaj pierś z kurczaka oraz cebulę. Dopraw solą i pieprzem, a następnie smaż, aż kurczak nie będzie już różowy na zewnątrz.

b) Zmniejsz ogień i dodaj czosnek, imbir, koncentrat pomidorowy, kurkumę, garam masala i chili w proszku, a także odrobinę wody i dobrze mieszaj przez 1-2 minuty, aby uwolniły się zapachy z przypraw.

c) Następnie dodaj zmiksowane pomidory i wywar z kurczaka, zagotuj patelnię i gotuj na wolnym ogniu przez 10 minut, od czasu do czasu mieszając.

d) Gdy sos zmniejszy się o mniej więcej połowę, zdejmij ogień i wymieszaj z jogurtem greckim. Jeśli chcesz, aby był super kremowy, możesz dodać więcej greckiego jogurtu lub odwrotnie.

e) Podawać z ryżem basmati, paseczkami podpłomyków i posiekanymi orzechami nerkowca.

18. Jednogarnkowa potrawka z kurczaka i ryżu w kokosie

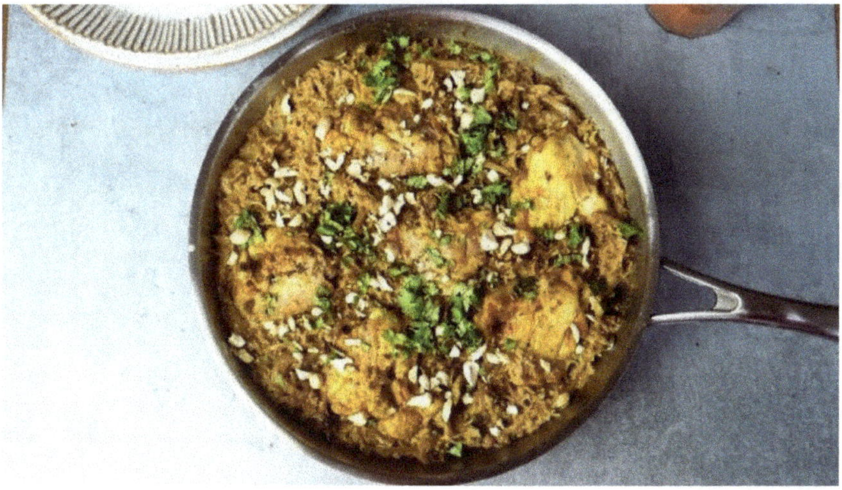

Składniki

Na kurczaka:

- 5-6 ud kurczaka bez skóry
- 2 łyżki jogurtu
- 1 łyżeczka imbiru
- 1 łyżeczka kurkumy
- ½ łyżeczki chilli w proszku
- ¼ łyżeczki soli

Do doniczki:

- 1 łyżka oleju kokosowego
- 1 cebula (cienko pokrojona)
- 2-3 ząbki czosnku (starte)
- 1 łyżeczka imbiru (startego)
- ½ łyżeczki chilli w proszku
- 250g ryżu basmati (namoczonego i odsączonego)
- 1 puszka zapalić mleko kokosowe
- ½ duży kubek przegotowanej wody

Służyć:

- Posiekane orzechy nerkowca
- Kolendra

Wskazówki

a) Dodaj udka z kurczaka, jogurt, imbir, kurkumę, chili w proszku i sól do miski i dobrze wymieszaj, aż kurczak zostanie całkowicie pokryty. Odstawić i pozostawić do zamarynowania na co najmniej 15 minut, najlepiej na noc.

b) Rozgrzej olej kokosowy w dużej głębokiej patelni lub naczyniu żaroodpornym na średnim ogniu i dodaj udka z kurczaka.

c) Gotuj przez 5 minut przed odwróceniem i gotuj przez kolejne 5-10 minut, aż kurczak się ugotuje. Zdjąć z patelni i odstawić.

d) Dodaj cebulę na patelnię z odrobiną wody i smaż przez 5 minut. Następnie dodaj czosnek, imbir, chili w proszku i jeszcze odrobinę wody. Cały czas mieszaj, aż cebula pokryje się przyprawami i odstaw do smażenia na 2 minuty.

e) Wmieszaj ryż basmati z cebulą i przyprawami, następnie dodaj mleko kokosowe i 1/2 kubka przegotowanej wody. Dobrze wymieszaj, zagotuj, a następnie umieść udka z kurczaka z powrotem na patelni na ryżu.

f) Przykryj pokrywką i gotuj przez 15-20 minut, aż ryż się ugotuje.

g) Przed podaniem udekoruj posiekanymi orzechami nerkowca i kolendrą.

19. Grillowany Kurczak Mac N Ser

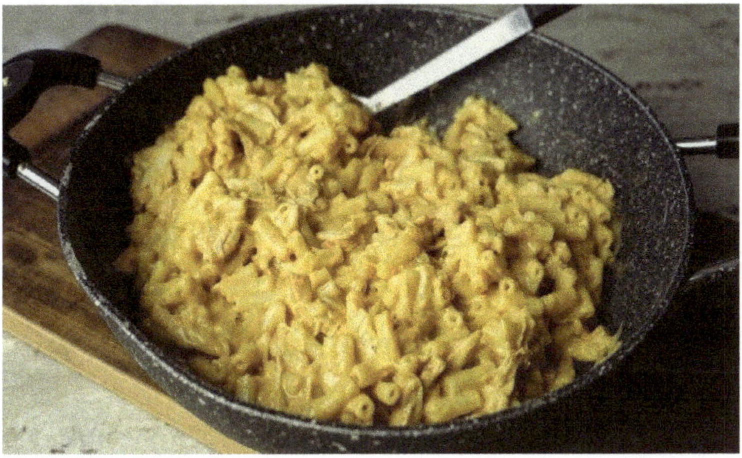

Służy 4

Składniki

Do smażonego kurczaka BBQ:

- 4 łyżki sosu bez cukru (BBQ)
- 1 łyżeczka papryki
- 1 łyżeczka granulek czosnku
- Sól
- Pieprz
- 300g piersi z kurczaka

Do sera mac n:

- 3 łyżki masła
- 3 łyżki mąki pszennej
- 1 ząbek czosnku (rozgnieciony)
- 1 łyżka papryki
- 1-litrowe mleko półtłuste
- 150g niskotłuszczowego sera cheddar (tartego)
- 250g makaronu makaronowego
- Płatki chilli do smaku

Wskazówki

a) Rozgrzej piekarnik do 180°C/350°F i zagotuj duży rondel z wodą.

b) Następnie wymieszaj w małej misce sos BBQ bez cukru, paprykę, granulki czosnku, sól i pieprz.

c) Pokrój głębokie kawałki z boku na każdą pierś kurczaka i przełóż je na blachę wyłożoną folią. Następnie wylej mieszankę sosu BBQ na piersi kurczaka.

d) Sosem natrzeć pierś z kurczaka tak, aby były całkowicie przykryte, następnie zapakować piersi z kurczaka w folię i piec przez 25 minut.

e) Po upieczeniu wyjmij kurczaka z folii - odłóż na bok soki BBQ - a następnie rozdrobnij kurczaka za pomocą dwóch widelców.

f) Dodaj soki BBQ i posiekanego kurczaka na patelnię i smaż na średnim ogniu przez 3-4 minuty, a następnie odstaw. Jeśli chcesz, możesz dodać więcej sosu BBQ bez cukru.

g) Ugotuj makaron makaronowy.

h) W międzyczasie rozpuść masło w głębokiej patelni. Dodaj czosnek i paprykę i smaż przez 2 minuty.

i) Dodaj mąkę, dobrze ubijając, a następnie stopniowo dodawaj mleko.

j) Następnie dodaj niskotłuszczowy cheddar, mieszając, aż rozpuści się w białym sosie, a na koniec dodaj posiekanego kurczaka BBQ i ugotowany makaron makaronowy. Dobrze wymieszaj, aby upewnić się, że wszystko jest połączone.

k) Podawaj ze szczyptą płatków chili lub czarnego pieprzu dla małego kopa i ciesz się!

20. Kurczak Curry z Masłem Orzechowym

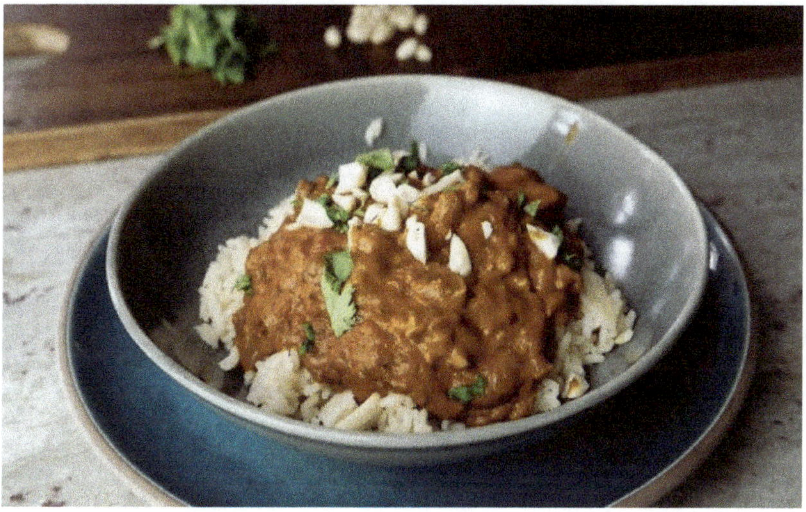

Służy 4

Składniki

- 1 łyżka stołowa 100% oleju kokosowego
- 400g piersi z kurczaka (pokrojonej w kostkę)
- 1 cebula (w plasterkach)
- 2 ząbki czosnku (drobno posiekane)
- 1 kawałek imbiru wielkości kciuka (drobno posiekany)
- 1 czerwone chili (bez pestek i drobno posiekane)
- 5 łyżek curry w proszku
- 1 puszka posiekanych pomidorów
- 1 garść świeżej kolendry (posiekana)
- 400 ml jasnego mleka kokosowego
- 100g Całkowicie Naturalnego Masła Orzechowego (Chrupiące)

Służyć:

- Ryż Basmati (ok. 75g na osobę)
- Siekane fistaszki

- Kolendra

Wskazówki

a) Najpierw rozgrzej olej kokosowy na dużej patelni i dodaj kurczaka. Lekko doprawić i smażyć do całkowitego ugotowania i złocistobrązowego na zewnątrz, a następnie odstawić.

b) Teraz dodaj cebulę i smaż do miękkości. Dodaj posiekany czosnek, imbir i chilli i smaż przez kolejne 1-2 minuty przed dodaniem curry i dużą ilością wody. Doprowadź do wrzenia, dobrze wymieszaj i gotuj przez 5 minut.

c) Teraz dodaj pokrojone pomidory i kolendrę, dobrze wymieszaj i gotuj na wolnym ogniu przez kolejne 10 minut, mieszając od czasu do czasu.

d) Do sosu dodawaj stopniowo mleko kokosowe, a następnie dodaj chrupiące masło orzechowe. Dobrze wymieszaj i gotuj na małym ogniu, aż curry osiągnie pożądaną konsystencję.

e) Podawaj z ryżem basmati i odrobiną posiekanej kolendry i orzeszków ziemnych.

21. Fajita zapiekanka z makaronem

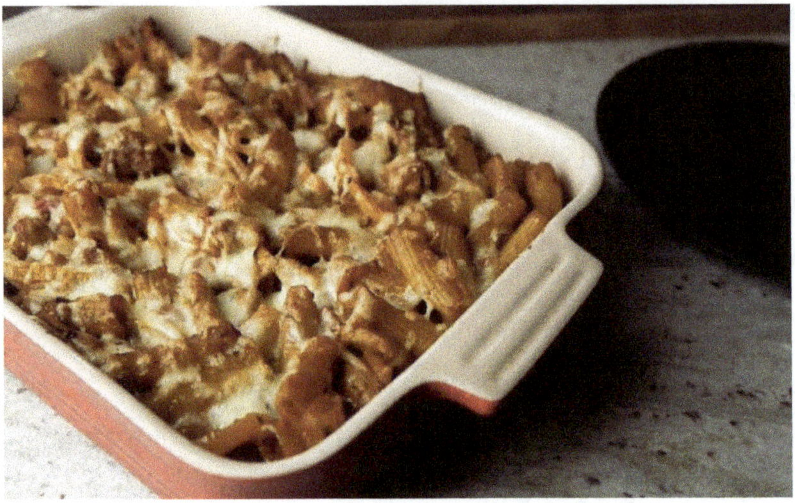

Służy 5

Składniki

- 1 łyżka oleju kokosowego
- 350g udka z kurczaka (pokrojone w kostkę)
- 1 cebula (drobno pokrojona)
- 2 papryki (drobno pokrojone)
- ½ paczki przyprawy fajita
- 350g rigatoni
- 100g sosu z salsy
- 100g lekkiego serka śmietankowego
- mały pęczek kolendry (łodygi usunięte, drobno posiekane)
- 50g lekkiego sera cheddar
- 30g lekkiej mozzarelli

Wskazówki

a) Najpierw rozgrzej piekarnik do 180°C/360°C.

b) Rozgrzej olej kokosowy na dużej patelni i dodaj udka z kurczaka. Dopraw solą i pieprzem i smaż przez 6-7 minut, przewracając raz lub dwa razy, aż zaczną się zarumieniać na zewnątrz. Zdjąć z patelni i odstawić.

c) Przygotuj makaron, aby był gotowy do dodania na patelnię w ciągu dziesięciu minut.

d) Teraz dodaj cebulę i paprykę na patelnię i smaż do miękkości, regularnie mieszając. Dodaj przyprawę fajita i ugotowanego kurczaka z powrotem, dobrze wymieszaj i smaż przez 5 minut.

e) Następnie dodaj ugotowany makaron (upewnij się, że wcześniej go odcedziłeś), salsę i serek śmietankowy i dokładnie wymieszaj, aby wszystko równomiernie się połączyło.

f) Na koniec dodaj posiekaną kolendrę i dobrze wymieszaj przed przełożeniem do dużego naczynia do pieczenia.

g) Posyp serem i piecz przez 10-15 minut, aż zacznie być chrupiący.

h) Udekoruj posiekaną szczypiorkiem i kolendrą, a następnie wykop!

22. Kremowy kurczak z cytryną i tymiankiem

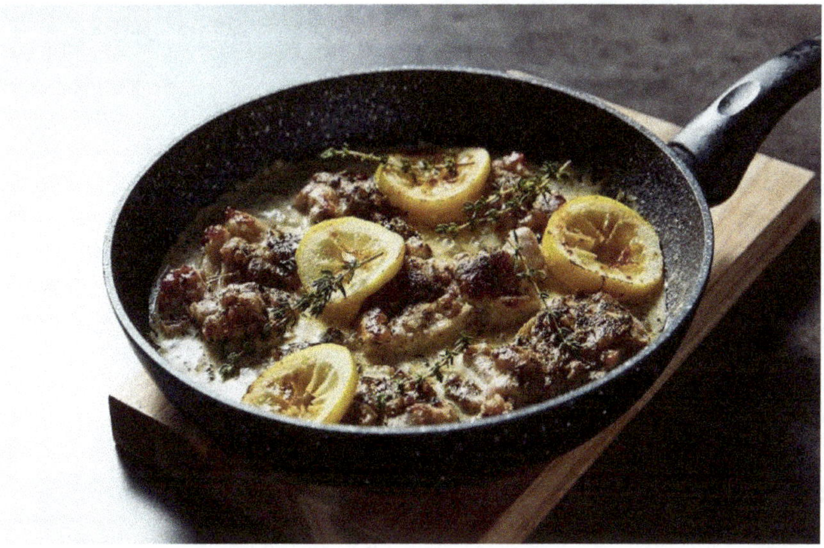

Serwuje 6

Składniki

- 2 łyżeczki świeżego tymianku
- 2 łyżeczki mieszanych ziół
- Sól i pieprz do smaku
- 6 udek z kurczaka bez kości i skóry
- 1 łyżka oleju
- 1 cebula (posiekana)
- 2 ząbki czosnku (posiekane)
- Sok z 1 cytryny
- 100ml bulionu z kurczaka
- 200ml kremu fraiche
- Plastry cytryny
- Świeży tymianek

Propozycje serwowania:

- Quinoa (około 50g na porcję)
- Delikatne brokuły łodyg

Wskazówki

a) Najpierw przygotuj przyprawę, mieszając świeży tymianek, mieszankę ziół, sól i pieprz w małej miseczce. Obficie posyp udka kurczaka, upewniając się, że pokrywa się równomiernie, a pozostałe przyprawy odłóż na bok do późniejszego użycia.

b) Następnie wlej olej na dużą patelnię na średnim ogniu. Gdy będą gorące, dodaj udka z kurczaka i gotuj przez kilka minut z każdej strony. Powinny być chrupiące i zarumienione na zewnątrz i całkowicie ugotowane w środku (bez różowych kawałków). Wyjmij kurczaka z patelni i odstaw na bok.

c) Na tej samej patelni, na której ugotowałeś kurczaka, dodaj cebulę i czosnek i gotuj przez kilka minut, aż zmiękną. Następnie dodaj sok z cytryny, wywar z kurczaka i pozostałą mieszankę przypraw, dobrze wymieszaj, aby połączyć i pozwól, aby bulgotały przez kilka minut.

d) Dodaj crème fraiche, wymieszaj i gotuj przez kolejne 2-3 minuty, aby zgęstniały. Następnie wrzuć udka z kurczaka z powrotem na patelnię i podgrzej przez kilka minut.

e) Zdejmij z ognia i udekoruj świeżymi plasterkami cytryny i posyp tymiankiem. Podawaj z komosą ryżową i ciesz się od razu lub porcjami do przygotowania posiłku na tydzień. Pyszne.

23. Paella z kurczakiem i chorizo

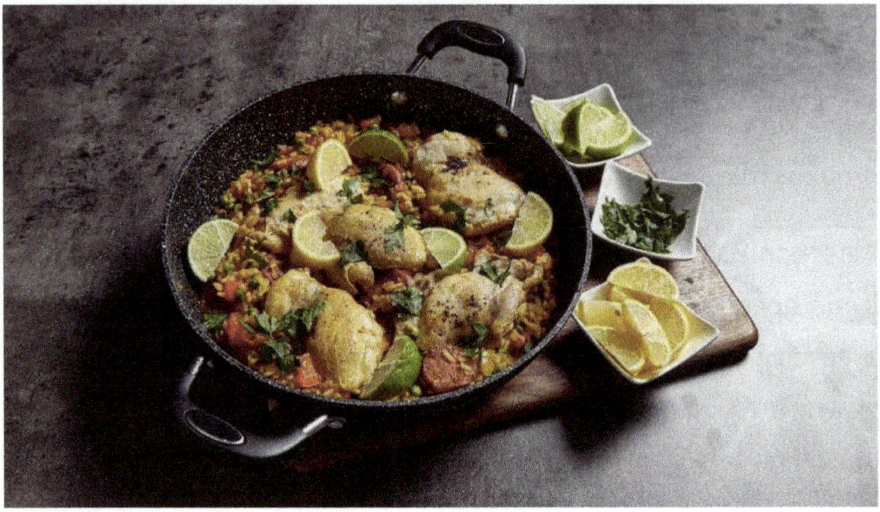

Służy 5

Składniki

- 100g chorizo
- 500g udek z kurczaka bez skóry
- Sól i pieprz do smaku
- 1 cebula (posiekana)
- 1 łyżeczka kurkumy
- 1 łyżeczka papryki
- 2 ząbki czosnku (mielone)
- 1 czerwona papryka (w plasterkach)
- 225g ryżu do paelli
- 400ml bulionu z kurczaka
- 4 pomidory (posiekane)
- 100g groszku

Dekorować:

- Kliny z cytryną i limonką
- Świeża pietruszka

Wskazówki

a) Najpierw włóż kawałki chorizo na dużą patelnię z powłoką zapobiegającą przywieraniu i smaż przez kilka minut, aż boki zaczną się brązowieć i uwolnić olej. Następnie wyjąć i odstawić na później.

b) Dodaj udka z kurczaka na patelnię i smaż w naturalnych olejach z chorizo. Dopraw solą i pieprzem i smaż, aż się zrumienią z każdej strony i nie będzie różu. Zdejmij z patelni i odstaw na bok.

c) Następnie dodaj posiekaną cebulę i smaż przez kilka minut, aż zmięknie. Następnie dodaj kurkumę, paprykę, czosnek i czerwoną paprykę, dobrze mieszając, aby wszystko pokryło się przyprawami.

d) Po kilku minutach dodaj ryż do paelli i wymieszaj. Następnie wlej bulion drobiowy i posiekane pomidory i wszystko wymieszaj, aż się równomiernie połączą.

e) Dodaj kawałki chorizo z powrotem na patelnię i wymieszaj, a następnie dodaj udka z kurczaka. Przykryj patelnię pokrywką i gotuj przez 15 minut, aby ryż się ugotował i wchłonął płyn.

f) Na koniec dodaj groszek, wymieszaj i pozostaw do podgrzania przez kilka ostatnich minut, zanim zdejmiesz ogień. Podawaj z dużą ilością kawałków limonki i cytryny oraz udekoruj świeżą natką pietruszki.

24. Łatwe przygotowanie posiłku proteinowego w misce

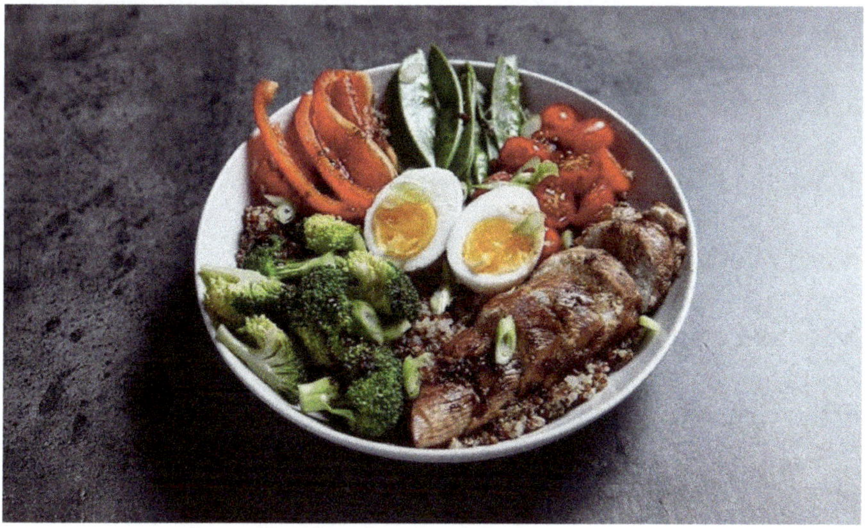

Służy 1

Składniki

- 2 łyżki sosu sojowego
- 1 łyżka miodu
- 1 łyżeczka czarnego pieprzu
- 1 łyżka czosnku (mielonego)
- 1 pierś z kurczaka
- 75g komosy ryżowej
- 200ml wody
- 1 jajko
- 50g brokułów
- 50g mangetout
- ½ czerwonej papryki (w plasterkach)
- 4 pomidorki koktajlowe (połowa)
- Dymka (posiekana)

Wskazówki

a) Najpierw wymieszaj sos sojowy, miód, czarny pieprz i czosnek, aby zrobić marynatę. Pierś z kurczaka polać 3/4 dm marynaty, przykryć i pozostawić do zamarynowania w lodówce na 30 minut (możesz to zrobić poprzedniego wieczoru). Pozostałą marynatę odłóż na bok do późniejszego podania.

b) Następnie dodaj do rondla komosę ryżową i 200 ml wody, przykryj pokrywką i zagotuj. Po ugotowaniu przełóż sitko na patelnię i umieść jajko na środku nad komosą ryżową. Przykryj ponownie i pozwól parze przez 10 minut.

c) W międzyczasie na osobnej patelni podgrzej odrobinę oleju lub niskokaloryczny spray do gotowania, a następnie dodaj marynowaną pierś z kurczaka. Smaż przez około 5-7 minut z każdej strony, aż się zrumienią i całkowicie ugotują, bez różowych kawałków w środku.

d) Dodaj brokuły i groszkę na sitko nad komosą ryżową, przykryj i gotuj na parze przez kolejne 5 minut. Następnie ostrożnie usuń sitko i wymieszaj komosę ryżową widelcem, aby się spulchniła.

e) Zbuduj swoją miskę białkową. Zrób bazę z komosy ryżowej, a następnie dodaj ugotowane brokuły i groszkowiec wraz z plasterkami czerwonej papryki i pomidorkami koktajlowymi.

Dodaj pokrojoną pierś z kurczaka i ugotowane jajko (najpierw zdejmij skorupkę!), a następnie dodaj pozostałą marynatę, którą odłożyłeś i udekoruj posiekaną szczypiorkiem.

25. Smażony Stek z Tuńczyka i Kawałki Słodkich Ziemniaków

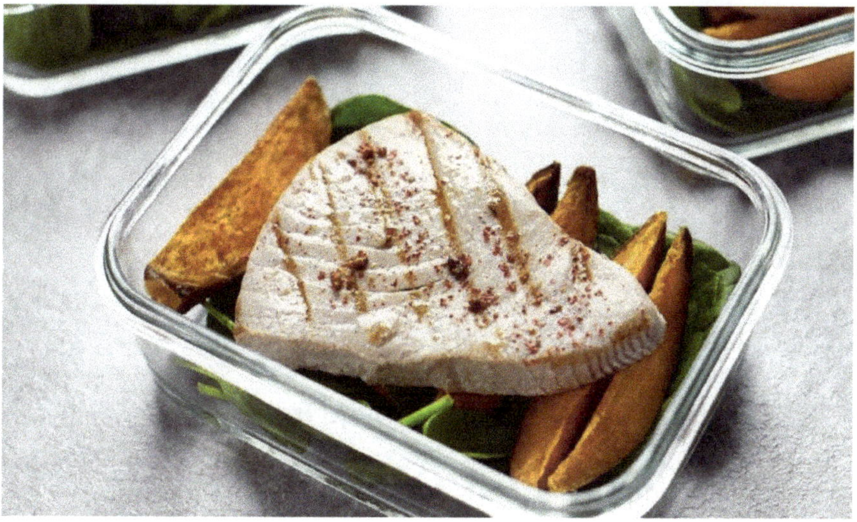

Sprawia, że 4

Składniki

Na steki z tuńczyka:

- 4 x 150g steków z tuńczyka
- 1 łyżeczka gruboziarnistej soli morskiej
- 1 łyżka stołowa 100% oleju kokosowego (roztopionego)
- 2 łyżki różowego pieprzu
- Na słodkie ziemniaki:
- 4 duże słodkie ziemniaki
- 1 łyżka mąki pszennej
- 1/2 łyżeczki soli
- 1/2 łyżeczki pieprzu
- 1/2 łyżki 100% oleju kokosowego (roztopionego)

Wskazówki

a) Najpierw rozgrzej piekarnik do 200°C.

b) Następnie przygotuj słodkie ziemniaki. Oczyść każdy ziemniak i nakłuj go widelcem. Umieść na płytce do mikrofalówki i mikrofaluj na wysokiej temperaturze przez 4-5 minut, następnie wyjmij z kuchenki mikrofalowej i pozostaw do ostygnięcia na minutę lub dwie.

c) Po ostygnięciu, pokrój słodkie ziemniaki w ósemki. Posyp ćwiartki mąką, solą, pieprzem i roztopionym olejem kokosowym i lekko potrząśnij, aby je pokryć (będzie super chrupiące). Włóż je na blachę do pieczenia i piecz w 200°C przez 15-20 minut.

d) Kiedy frytki ze słodkich ziemniaków są już prawie gotowe, czas ugotować steki z tuńczyka. Posmaruj każdy stek roztopionym olejem kokosowym z obu stron, a następnie posyp solą i umieść na dużej patelni lub patelni grillowej, która była już na ogniu przez około minutę.

e) Smaż steki z tuńczyka z każdej strony przez 1-2 minuty, jeśli wolisz smażonego tuńczyka, lub 3-4 minuty z każdej strony, jeśli wolisz, aby był przegotowany.

f) Przygotuj pudełka do przygotowywania posiłków z sałatą lub liśćmi szpinaku, następnie podziel łódeczki ze słodkich ziemniaków i na koniec dodaj stek z tuńczyka. Stek posyp pokruszonym różowym pieprzem i podawaj z ćwiartką cytryny.

g) Przechowywać w hermetycznych pojemnikach w lodówce do 3 dni. Gdy jest gotowy do spożycia, zdejmij pokrywkę i umieść ją luźno z powrotem na wierzchu, pozostawiając niewielką szczelinę. Kuchenka mikrofalowa na wysokich obrotach przez 3 $\frac{1}{2}$ minuty lub aż będzie gorąca. Odstawić na 1 minutę przed jedzeniem.

26. Szybki Pikantny Łosoś Cajun i Warzywa Czosnkowe

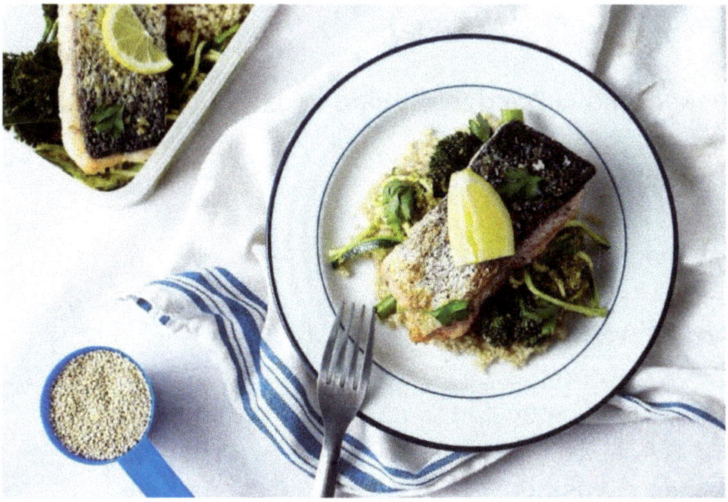

Składniki

- 3 ząbki czosnku (grubo posiekane)
- 1 cytryna (pokrojona w bardzo cienkie krążki)
- 3 filety z dzikiego łososia
- 1,5 łyżki przyprawy cajun
- 1 łyżka oliwy z oliwek
- 1 łyżeczka grubej soli morskiej i czarnego pieprzu
- 180g (sucha masa) kuskus
- 10-12 łodyg delikatne brokuły łodygi
- 2 cukinie

Wskazówki

a) Rozgrzej piekarnik do 160°C. Odetnij suche końce delikatnych brokułów z łodygi (około 1 cm) i ułóż cukinię spiralnie .

b) Brokuły wyłożyć na głęboką blachę do pieczenia, następnie przełożyć cukinią, czosnkiem i cytryną i doprawić solą morską i czarnym pieprzem. Skrop niewielką ilością oliwy z oliwek.

c) Natrzyj filety z łososia ze wszystkich stron pozostałą oliwą z oliwek i przyprawą cajun, a następnie połóż je na wierzchu warzyw, skórą do góry. Piecz przez 25 minut, następnie zwiększ temperaturę do 180°C i piecz przez kolejne 5 minut, aż skórka zacznie chrupać.

d) Kuskus ugotuj zgodnie z instrukcją na opakowaniu, a następnie podziel między 3 pojemniki Tupperware. Łososia, warzywa i kilka plasterków cytryny podzielić między pojemniki i ostudzić. Przykryj i wstaw do lodówki do 3 dni.

e) Po przygotowaniu do spożycia mikrofalówka na pełnej mocy przez 3 minuty lub aż będzie gorąca.

27. Sałatka makaronowa z tuńczykiem

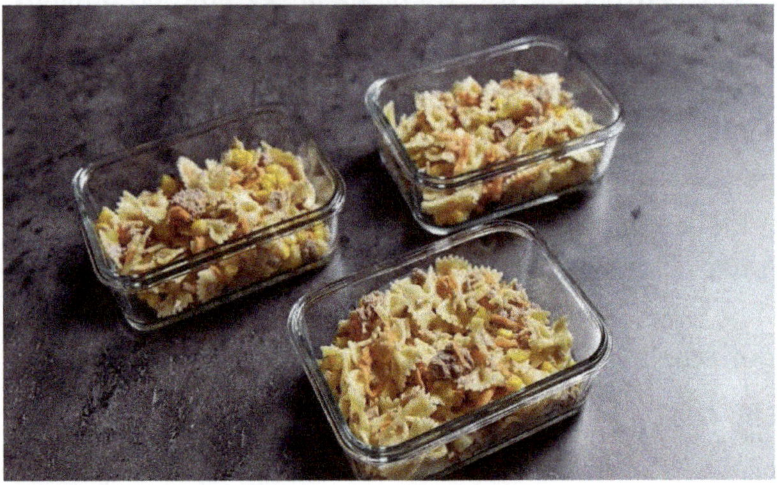

Serwuje 3

Składniki

- 200g ugotowanego makaronu
- 2 puszki tuńczyka
- 1 puszka kukurydzy (100g)
- 2 marchewki (rozdrobnione)
- 1 żółta papryka (pokrojona w kostkę)

Do opatrunku:

- 4 łyżki oliwy z oliwek
- 1 cytryna (sok i skórka)
- $\frac{1}{2}$ łyżeczki proszku czosnkowego
- Sól i pieprz do smaku

Wskazówki

a) Najpierw przygotuj dressing, dodając do małej miski olej, sok i skórkę z cytryny, sproszkowany czosnek, sól i pieprz i dobrze wymieszaj.

b) Następnie dodaj ugotowany makaron do dużej miski, a następnie dodaj posiekaną marchewkę, kukurydzę, pokrojoną w kostkę paprykę i odsączony tuńczyk. Wylej dressing na wierzch, a następnie użyj dużej łyżki, aby wszystko dokładnie wymieszać, aby wszystko było równomiernie rozłożone.

c) Podziel na 3 pojemniki do przygotowywania posiłków i przechowuj w lodówce przez kilka następnych dni. Obiad posortowany.

28. Łosoś Poke Miska

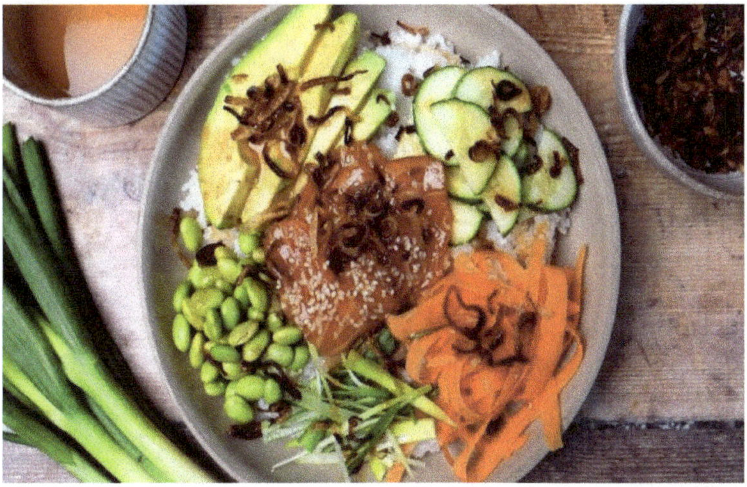

Służy 4

Składniki

- 3 łyżki lekkiego majonezu
- 1 łyżka sriracha
- 2 łyżki sosu sojowego
- 2 łyżki mirinu (lub innego octu ryżowego)
- 1 łyżka prażonego oleju sezamowego
- 1 łyżka miodu
- 300 g łososia sashimi
- 1 marchewka
- 1 ogórek
- 2-3 dymki
- 1 awokado (pokrojone)
- 1 szklanka gotowej do spożycia fasoli edamame
- 250 g lepkiego białego ryżu sushi
- 1-2 szalotki (drobno pokrojone)
- 1 łyżka oleju kokosowego
- Do dekoracji: sezam

Wskazówki

a) Najpierw wymieszaj lekki majonez, sriracha, sos sojowy, mirin, olej sezamowy i miód, aby uzyskać gładką marynatę.

b) Zarezerwować $\frac{1}{2}$ marynaty do późniejszego wykorzystania jako dressing, a następnie dodać łososia sashimi do pozostałej marynaty. Łososia wymieszać z marynatą uważając, aby go nie uszkodzić, a następnie pozostawić do marynowania na co najmniej godzinę.

c) Dokładnie opłucz ryż sushi, aż woda będzie czysta. Następnie ugotuj ryż sushi zgodnie z instrukcją na opakowaniu (zazwyczaj gotuj około 10 minut, a następnie gotuj na parze przez 10 minut) i pozostaw do ostygnięcia przed podaniem.

d) Ogórka pokroić w ćwiartki, cebulę dymkę pokroić wzdłuż, a marchewki julienne za pomocą obieraczki.

e) Teraz podgrzej olej kokosowy na nieprzywierającej patelni i dodaj pokrojoną w plasterki szalotkę. Delikatnie podsmaż szalotki na małym ogniu przez około 7 minut, aż staną się brązowe i chrupiące. Następnie zdejmij z patelni i przenieś na kawałek papierowego ręcznika kuchennego.

f) Gdy wszystko będzie gotowe, zbuduj miskę poke, najpierw układając ryż, a następnie wszystkie dodatki. Udekoruj sezamem i ciesz się natychmiast lub trzymaj w hermetycznych pojemnikach w lodówce do 3 dni jako przygotowanie posiłku.

29. Kedgeree wysokobiałkowy

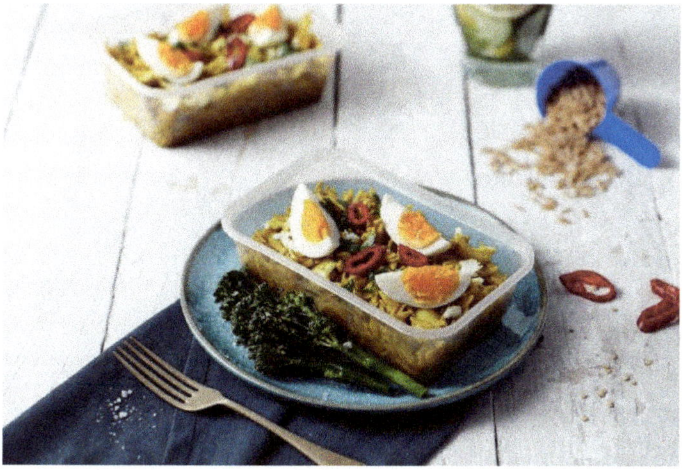

Stwarza: 3 posiłki

Składniki

- 3 filety wędzonego plamiaka
- 1 łyżeczka oleju kokosowego
- 1 biała cebula (drobno posiekana)
- 1 łyżeczka kurkumy
- 1 łyżeczka mielonej kolendry
- 1 łyżeczka średniego curry w proszku
- 3 jajka na twardo (obrane i pokrojone w ćwiartki)
- 500g ugotowanego ryżu pełnoziarnistego lub ryżu Zero (160g suchej masy)
- Garść świeżej kolendry

Wskazówki

a) Umieść wędzonego łupacza na dużej patelni na średnim ogniu. Zalej cal wody. Doprowadź do wrzenia, a następnie zmniejsz ogień i gotuj na wolnym ogniu przez 5 minut. Po ugotowaniu zdejmij z ognia i rozbij na kawałki. Odłożyć na bok.

b) Wylej wodę z patelni i dodaj olej kokosowy. Dodaj posiekaną cebulę i gotuj na średnim lub małym ogniu przez 5 minut na złoty kolor.

c) Dodaj kurkumę, mieloną kolendrę i curry w proszku i gotuj przez kolejne 30 sekund, od czasu do czasu mieszając.

d) Dodaj ugotowany ryż i plamiaka i wymieszaj. Podgrzej, następnie dodaj ugotowane jajka i ponownie wymieszaj. Przełóż do pojemników do przygotowywania posiłków i podawaj z wybranymi warzywami.

30. Przyprawiona Jagnięcina Z Fetą Bulgur

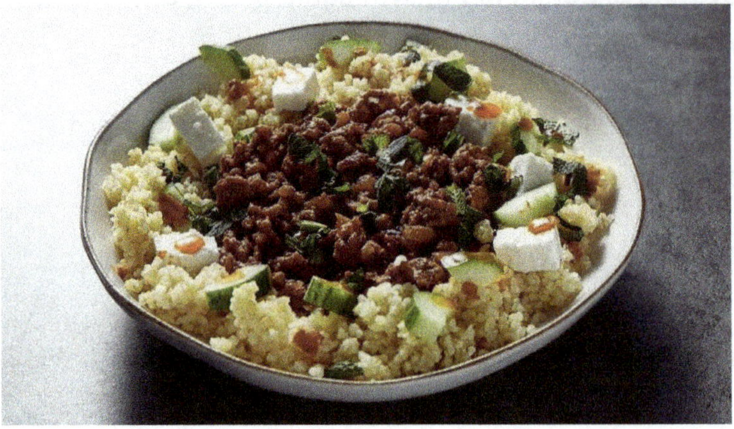

Służy 2

Składniki

- 1 łyżka oleju
- 1 czerwona cebula (w plasterkach)
- 1 łyżka ras el hanout
- 3 łyżki przecieru pomidorowego
- 250g mielonej jagnięciny
- Sól i pieprz do smaku
- 125 ml wrzącej wody
- 130g kaszy bulgur
- 100g fety (w kostce)
- ½ ogórka (pokrojonego na kawałki)
- Świeże liście mięty do dekoracji

Wskazówki

a) Najpierw rozgrzej olej na dużej patelni i smaż cebulę przez kilka minut, aż zmięknie. Dodaj ras el hanout i przecier pomidorowy i mieszaj, aż wszystko będzie równomiernie pokryte.

b) Teraz dodaj mieloną jagnięcinę i rozdrobnij na kawałki, mieszając, aby połączyć ze wszystkim innym. Dopraw solą i pieprzem do smaku i gotuj przez 5-10 minut, aż przestanie się zaróżowiać.

c) Dodaj wrzącą wodę i gotuj na wolnym ogniu przez kolejne 10 minut, aby płyn się zmniejszył, a sos zgęstniał.

d) W międzyczasie dodaj kaszę bulgur do garnka z wrzącą wodą i gotuj zgodnie ze wskazówkami na opakowaniu.

e) Po ugotowaniu roztrzep widelcem i dodaj kostki fety i ogórka, mieszając przez kaszę bulgur.

f) Na talerzu ułóż łóżko z fety bulgur i dodaj na wierzch kilka łyżek mieszanki jagnięcej.

g) Udekoruj kilkoma listkami świeżej mięty, a następnie podawaj!

31. Chudy, Kremowy Makaron Kiełbasy

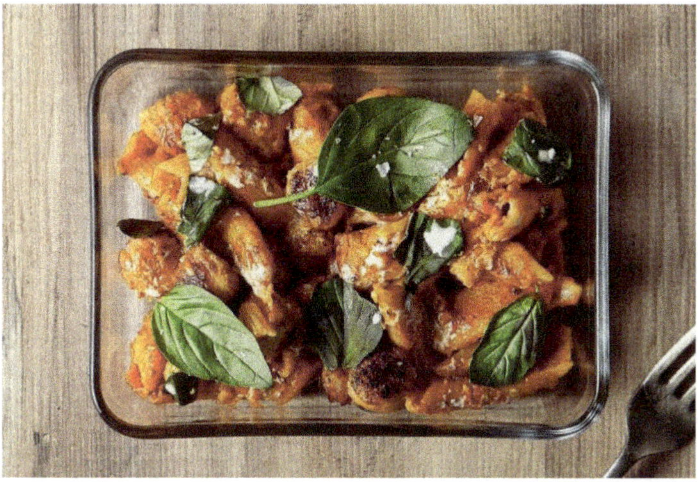

Porcje 4 porcje

Składniki

- 1 łyżeczka 100% oleju kokosowego
- 1 por (drobno pokrojony)
- 2 ząbki czosnku (posiekane)
- 8 kiełbasek o obniżonej zawartości tłuszczu (w plasterkach)
- 200 g twarogu
- 1 puszka posiekanych pomidorów
- 240 g razowego makaronu penne
- 1 łyżeczka suszonych płatków chili
- 1 szczypta soli i pieprzu do smaku
- 1 garść świeżych liści bazylii

Wskazówki

a) Dodaj olej kokosowy do dużej, nieprzywierającej patelni na średnim lub dużym ogniu. Dodaj pokrojony por na patelnię i smaż przez 3-4 minuty, od czasu do czasu mieszając.

b) Dodaj czosnek i smaż na patelni przez kolejne 2 minuty, następnie dodaj pokrojone w plasterki kiełbaski i smaż przez

6-10 minut, od czasu do czasu mieszając, aż zbrązowieją ze wszystkich stron. Dodać płatki chili i doprawić solą i pieprzem do smaku.

c) Następnie puszkę pomidorów i wymieszać do połączenia. Pozwól bąbelku na kilka minut, a następnie dodaj twaróg, dokładnie mieszając, aby uzyskać bogaty, kremowy sos.

d) Dodaj ugotowany makaron na patelnię i wymieszaj z sosem, aby wszystko się połączyło.

e) Po kilku minutach zdejmij makaron z ognia i przełóż do pojemników, udekoruj świeżymi liśćmi bazylii.

32. Słodki Ziemniak i Hash Chorizo

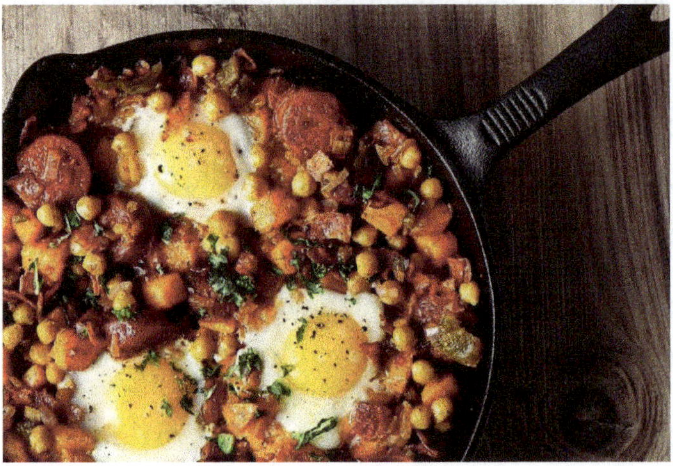

Porcje: 4

Składniki

- 500g słodkich ziemniaków
- 1 łyżka oleju kokosowego
- ½ czerwonej cebuli (drobno posiekanej)
- 200g ciecierzycy z puszki (odsączonej)
- 150g chorizo lub pancetty (pokrojonej w 1cm kostkę)
- ½ łyżeczki soli morskiej
- ½ łyżeczki czarnego pieprzu
- 4 średnie jajka z wolnego wybiegu
- Garść marynowanych i pokrojonych papryczek jalapeños

Wskazówki

a) Bataty obrać i pokroić w 2cm kostkę. Kostki wrzucić do rondla i zalać wodą, a następnie doprowadzić do wrzenia. Po zagotowaniu odcedź i pozostaw parę na 2-3 minuty.

b) Czekając, dodaj olej kokosowy na patelnię na średnim lub dużym ogniu. Po roztopieniu dodaj posiekaną cebulę i chorizo/pancettę i smaż przez 3-4 minuty, od czasu do czasu mieszając.

c) Następnie zmniejsz ogień do średniego i dodaj bataty, ciecierzycę, papryczki jalapenos, sól morską i czarny pieprz. Trochę je rozgnieć i smaż przez 8-10 minut bez poruszania, aż spód stanie się chrupiący.

d) Gdy będzie chrupiąca, zrób 4 małe dołki w haszu i wbij jajka. Przykryj patelnię pokrywką i gotuj przez 2-3 minuty, aż jajka będą ugotowane, ale żółtko jest jeszcze wodniste (możesz gotować dłużej, jeśli lubisz dobrze wysmażone żółtka).

e) Dodaj kilka dodatkowych papryczek jalapeño i podawaj.

33. Teriyaki Wołowina Zoodles

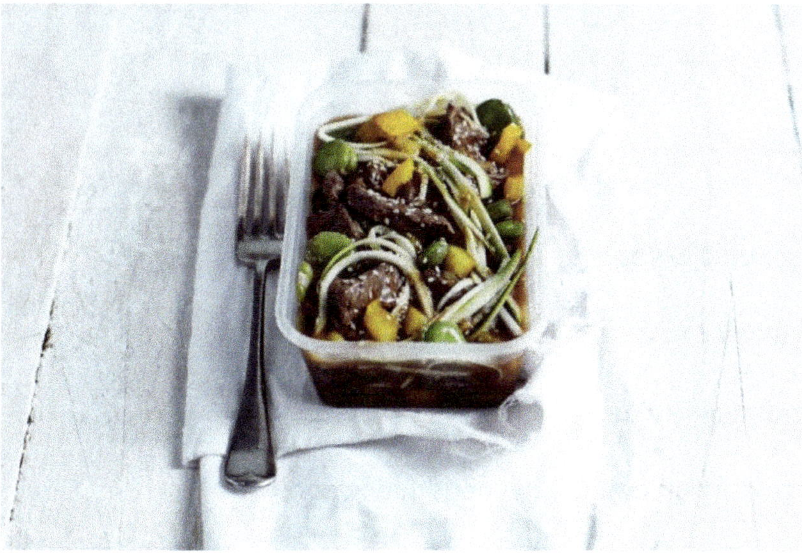

Sprawia: 4 posiłki

Składniki

Na sos:

- 75ml sosu sojowego
- 120ml wody
- 1,5 łyżki mąki kukurydzianej
- 4-5 łyżek organicznego syropu klonowego
- Opcjonalnie: 1 ząbek czosnku (posiekany)
- ½ kciuka imbiru (startego)

Co do reszty:

- 1 łyżeczka oleju kokosowego
- 3 steki (pokrojone w plastry)
- 4 cukinie (spiralizowane)
- 2 żółte papryki (posiekane)
- 75g fasoli edamame
- Posyp sezamem

Wskazówki

a) W rondelku ubij soję, wodę i mąkę kukurydzianą/guar guar i delikatnie podgrzewaj przez 5-6 minut, aż sos zgęstnieje. Dodaj czosnek i imbir w tym momencie, jeśli go używasz. Po zgęstnieniu wymieszać z syropem klonowym i zdjąć z ognia. Odłożyć na bok.

b) Podgrzej duży wok (lub patelnię) na wysokim poziomie przez 1-2 minuty. Kiedy jest naprawdę gorąco, dodaj olej kokosowy i plastry steku i smaż przez 1-2 minuty, od czasu do czasu przewracając.

c) Dodaj spiralną cukinię i posiekaną paprykę i smaż przez kolejne 2-3 minuty.

d) Na koniec wymieszaj sos teriyaki i fasolę edamame, a następnie przenieś do pudełek Tupperware i pozostaw do ostygnięcia.

e) Posyp po kilka nasion sezamu i wstaw do lodówki. Łatwo!

34. Pieczony Kuskus Feta

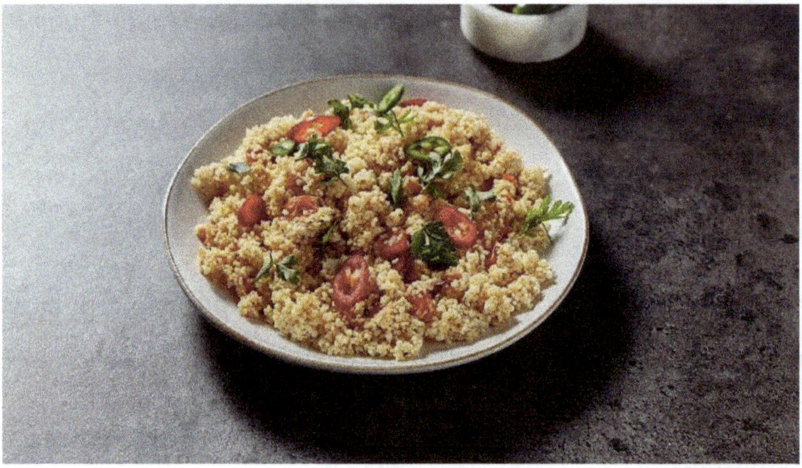

Służy 4

Składniki

- 200g fety
- 400g pomidorków koktajlowych
- 1 łyżeczka mieszanki ziół
- 1 łyżka oliwy z oliwek
- 200g kuskusu
- 500ml bulionu warzywnego
- Świeże chilli do przybrania
- Pietruszka do przybrania

Wskazówki

a) Rozgrzej piekarnik do 200°C.

b) Włóż fetę i pomidorki koktajlowe do żaroodpornego naczynia do pieczenia. Posyp mieszanką ziół i skrop oliwą z oliwek, a następnie piecz w piekarniku przez 25-30 minut.

c) W międzyczasie dodaj kuskus do dużej miski i przykryj wrzącym bulionem warzywnym. Dobrze wymieszaj, przykryj pokrywką lub talerzem, a następnie gotuj przez około 10 minut lub do momentu, aż płyn się nasiąknie, a kuskus będzie lekki i puszysty.

d) Teraz widelcem lub tłuczkiem lekko zetrzyj upieczoną fetę i pomidorki koktajlowe, aż wszystko połączy się w rodzaj gęstego sosu. Dodaj kuskus i wymieszaj do połączenia.

e) Udekoruj posiekanymi świeżymi papryczkami chilli, szczyptą czarnego pieprzu i natką pietruszki. Ciesz się natychmiast lub trzymaj do 3 dni.

35. Soczewica jednogarnkowa Dahl

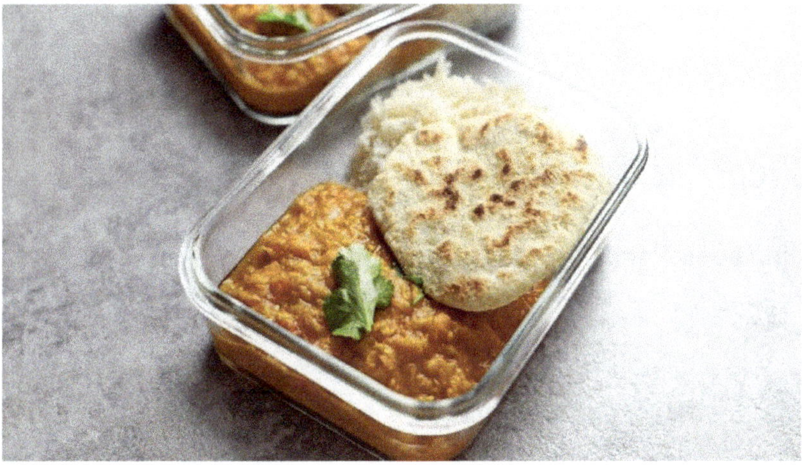

Sprawia, że 4

Składniki

- 2 łyżki 100% oleju kokosowego
- 1 Cebula (posiekana)
- 1 cal imbir
- 3 ząbki czosnku (rozgniecione)
- 1,5 łyżki kurkumy
- 1,5 łyżki kminku
- 1,5 łyżki średniej curry w proszku
- 300 g czerwonej soczewicy (umytej)
- 1 Pokrojone pomidory z puszki
- 1,2 litra bulionu warzywnego
- 1 kolendra
- 200 g mąki pszennej
- 1/4 łyżki soli
- 2 łyżeczki proszku do pieczenia
- 250 g zwykłego jogurtu bezmlecznego

Wskazówki

a) Najpierw dodaj olej kokosowy do dużej patelni na średnim ogniu. Po roztopieniu dodać cebulę, imbir i czosnek i smażyć 3-4 minuty, od czasu do czasu mieszając.

b) Na czas oczekiwania wywar przygotuj w osobnej misce lub dzbanku — kostkę rosołową rozpuszczając w 1200ml wrzącej wody. Odłożyć na bok.

c) Następnie dodaj kurkumę, kminek i curry na patelnię i smaż przez kolejną minutę, mieszając.

d) Dodaj soczewicę i wymieszaj, aby upewnić się, że są w pełni połączone ze składnikami znajdującymi się już na patelni. Następnie dodaj pomidory i wymieszaj.

e) Teraz ostrożnie wlej bulion, powoli mieszając, aby upewnić się, że wszystko jest w pełni połączone. Zmniejsz ogień, nałóż pokrywkę na patelnię i gotuj na wolnym ogniu przez 30 minut.

f) Czekając, zacznij przygotowywać swoje naany. Dodaj mąkę, sól, proszek do pieczenia i jogurt do miski i dobrze wymieszaj, aż powstanie gęste ciasto.

g) Posyp powierzchnię roboczą odrobiną mąki, a następnie użyj rąk, aby całkowicie zagnieść i połączyć ciasto w kulkę. Użyj ostrego noża, aby pociąć piłkę na równe części — wybraliśmy 8 części dla mini naan, ale ćwiartki dałyby 4 duże.

h) Uformuj rękoma każdą część ciasta w kształt płaskiego dysku, a następnie umieść je pojedynczo na patelni na średnim ogniu. Smażyć na każdym tak przez kilka minut, aż zacznie unosić się i brązowieć.

i) Gdy twój jednogarnkowy dahl z soczewicą się ugotuje, dobrze wymieszaj, a następnie porcjuj ryżem do pojemników do przygotowywania posiłków. Dodaj mini naan do każdego i udekoruj kolendrą.

36. Wegańska Miska Słodka Papryka i Czekoladowe Kulki Proteinowe

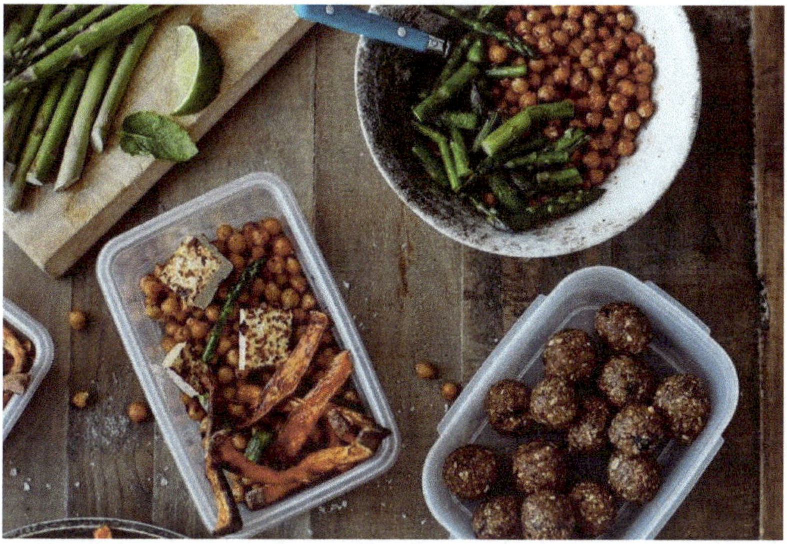

Składniki

Składniki

- 2 400g twardego tofu
- 400 g ciecierzycy
- 1 łyżka oleju kokosowego
- 1 łyżka papryki
- 200 g szparagów
- 1 szczypta soli morskiej i pieprzu
- 1 duży słodki ziemniak
- 1 łyżka mąki
- 1 łyżka organicznej maca w proszku

Do kremu z awokado:

- 2 małe dojrzałe awokado
- 2 łyżki octu jabłkowego
- 2 łyżki oliwy z oliwek z pierwszego tłoczenia
- 1-2 łyżka zimnej wody
- Szczypta soli morskiej i pieprzu

Do kulek proteinowych:

- 2 miarki Mieszanka Wegańska (Czekoladowy Gładki Smak)
- 2 miarki Błyskawicznego Owsianki
- 75g masła nerkowca
- 2 łyżki syropu bez cukru/miód/agawa
- 1-2 łyżka migdałów/kokosów/mleka sojowego
- 1 łyżka nasion chia do wałkowania

Wskazówki

a) Rozgrzej piekarnik do 200 ° C lub 180 ° C dla wspomagania wentylatorem.

b) Bataty obrać i pokroić w chude frytki, a następnie gotować przez 10 minut. Dobrze odcedź i pozostaw na kilka minut, aby uwolniła wilgoć, a następnie posyp niewielką ilością mąki i 1 łyżką proszku maca. Piecz przez 20-25 minut na górnej półce piekarnika.

c) Czekając, podgrzej dużą patelnię na średnim lub dużym ogniu i dodaj olej kokosowy, ciecierzycę i szparagi. Smaż przez 7-8 minut, a następnie dodaj tofu. Smaż jeszcze 3 minuty, od czasu do czasu podrzucając, dodaj paprykę, sól i pieprz i smaż jeszcze 2 minuty.

Do kremu z awokado:

d) Dodaj wszystkie składniki do blendera i miksuj, aż będą gładkie i kremowe. Umieść w małym pudełku Tupperware, aby dodać do przygotowanego posiłku po ponownym podgrzaniu.

Do kulek proteinowych:

e) Połącz Wegańską Mieszankę i Błyskawiczne Płatki Owsiane w misce. Dodaj masło orzechowe i syrop, wymieszaj i stopniowo dodawaj mleko, aż będziesz mógł uformować kulki. Obtocz kulki w nasionach chia i wrzuć do plastikowych pojemników, aby zabrać ze sobą zdrową przekąskę!

37. Ostateczny 15-minutowy wegański fajitas

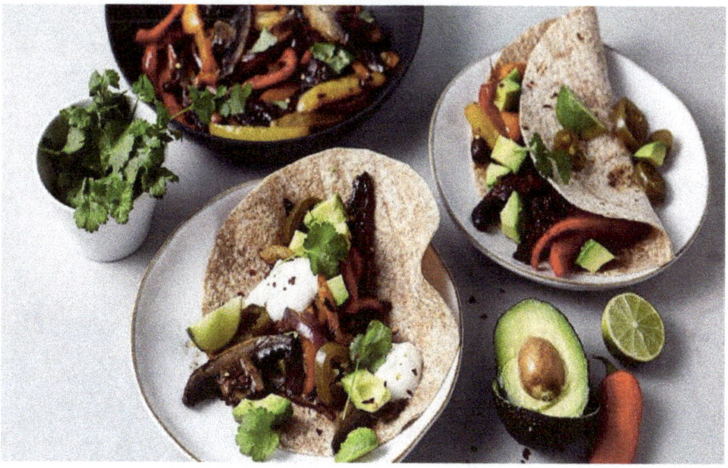

Porcje: 2

Składniki

- 1 łyżka oleju kokosowego
- 2 papryki (w plasterkach)
- 1 biała cebula (w plasterkach)
- 4 grzyby Portobello (pokrojone)
- Przyprawy fajita: $\frac{1}{2}$ łyżeczki papryki, 1 łyżeczka chilli w proszku, $\frac{1}{2}$ łyżeczki czosnku w proszku, $\frac{1}{2}$ łyżeczki kminku
- 1 łyżka sosu sojowego
- Dobra garść marynowanych i pokrojonych papryczek jalapeño
- 6 małych tortilli pełnoziarnistych

Dodatki opcjonalne:

- guacamole
- Salsa pomidorowa

Wskazówki

a) Podgrzej dużą patelnię na średnim lub dużym ogniu. Wrzuć olej kokosowy, a gdy się rozpuści, dodaj pokrojoną w plastry cebulę i paprykę. Smaż przez 8-10 minut, aż warzywa zaczną mięknąć, następnie wymieszaj przyprawy i smaż przez kolejne 2 minuty, od czasu do czasu mieszając.

b) Dodaj do masy pieczarki Portobello i sos sojowy i smaż, aż się zrumienią - powinno to zająć około 4-6 minut.

c) Po przyrumienieniu podgrzej tortille w piekarniku przez 5-10 minut lub w kuchence mikrofalowej na pełnej mocy przez 30 sekund. Napełnij tortille mieszanką Portobello fajita i udekoruj papryczkami jalapeño, guacamole i salsą. Doskonałość.

38. Chrupiące Tofu i Makaron Teriyaki

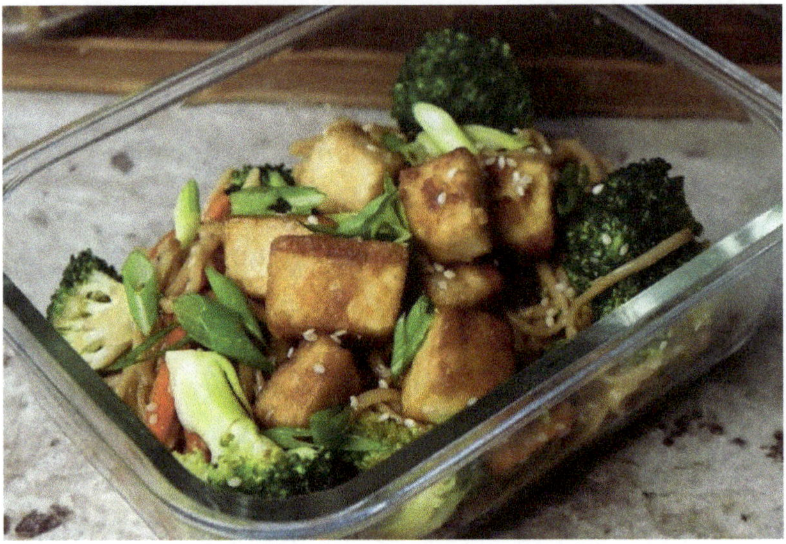

Służy 4

Składniki

Na sos teriyaki:

- 70ml sosu sojowego
- 2 łyżki brązowego cukru
- 1 łyżeczka imbiru (drobno posiekanego)
- 1 łyżeczka czosnku (drobno posiekanego)
- 1 łyżeczka oleju sezamowego
- 1 łyżka miodu
- 3 łyżki mirin
- 2 łyżeczki mąki kukurydzianej (zmieszanej z odrobiną zimnej wody)

Na chrupiące tofu:

- 1 blok tofu
- 3 łyżki sosu sojowego
- 50g mąki kukurydzianej
- 1 łyżka oleju kokosowego

Do smażenia na patelni:

- 1 łyżka oleju kokosowego
- 1 marchewka (pokrojona w zapałki)
- 1 brokuł (różyczki wycięte z łodygi)
- 4 gniazda makaronu jajecznego
- Do dekoracji: dymka (posiekana)

Wskazówki

a) Najpierw przygotuj sos teriyaki, mieszając w małej misce sos sojowy, brązowy cukier, czosnek, imbir, olej sezamowy, miód, mirin (lub ocet z wina ryżowego) i mąkę kukurydzianą. Dobrze wymieszaj, aby wszystkie składniki równomiernie się połączyły.

b) Następnie dodaj 3 łyżki sosu sojowego i 50 g mąki kukurydzianej do dwóch oddzielnych misek. Pokrój tofu w kostkę, a następnie zanurz każdy kawałek w sosie sojowym, a następnie w mące kukurydzianej, upewniając się, że każdy kawałek jest pokryty przed odstawieniem.

c) Rozgrzej olej kokosowy na patelni lub woku z powłoką zapobiegającą przywieraniu, a następnie dodaj na patelnię tofu, aby smażyć, mieszając i przewracając co 1-2 minuty, aż będzie chrupiący i złocisty. Usuń i odłóż na bok.

d) Zagotuj duży rondel z wodą i ugotuj makaron jajeczny zgodnie ze wskazówkami na opakowaniu.

e) Następnie rozgrzej na patelni pozostały olej kokosowy i dodaj marchewkę oraz brokuły. Smażyć przez 5 minut, aż lekko zmięknie, a następnie zdjąć z patelni.

f) Dodaj sos teriyaki na patelnię, gotuj na małym ogniu, aż sos zacznie bulgotać i zgęstnieć. Gdy będziesz zadowolony z konsystencji sosu, dodaj odsączony makaron jajeczny na patelnię. Wrzucić makaron do polania w sosie teriyaki, następnie dodać marchewkę i brokuły i wymieszać do połączenia.

g) Podziel makaron teriyaki między 4 pudełka do przygotowywania posiłków, podawaj chrupiące tofu na wierzchu i udekoruj cebulką dymką. Posortowane.

39. Wegańska Soczewica Bolońska

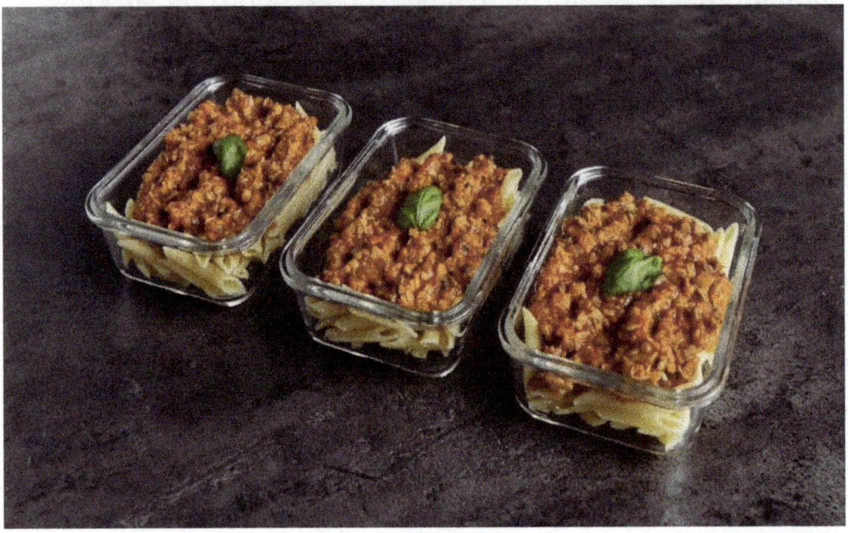

Służy 4

Składniki

- 1 łyżka oliwy z oliwek
- 1 cebula (pokrojona w kostkę)
- 2 marchewki (pokrojone w kostkę)
- 2 łodygi selera (pokrojone w kostkę)
- 3 ząbki czosnku (mielone)
- Przyprawa: sól i pieprz
- 2 łyżki przecieru pomidorowego
- 120 g czerwonej soczewicy (sucha masa)
- 1 puszka posiekanych pomidorów
- 300 ml wody
- 1 kostka bulionu warzywnego
- Podawać z: makaronem penne i świeżą bazylią

Wskazówki

a) Rozgrzej oliwę z oliwek na dużej patelni i dodaj cebulę. Smaż przez kilka minut, aby zmiękły, następnie dodaj marchewkę i wymieszaj.

b) Dodaj pokrojony w kostkę seler i gotuj wszystko przez 5 minut przed dodaniem posiekanego czosnku i pokrojonych w kostkę grzybów. Wymieszaj wszystkie składniki na patelni, dopraw obficie i gotuj przez kolejne 2-3 minuty, aż grzyby się zrumienią.

c) Następnie wymieszać przecier pomidorowy, następnie czerwoną soczewicę i pokrojone pomidory.

d) Ostrożnie wlej wodę na patelnię, upewniając się, że wszystko przykryła, a następnie wymieszaj kostkę bulionową z warzyw. Gotuj na wolnym ogniu przez 20 minut, aż soczewica wchłonie większość wody i podwoi swoją objętość.

e) Podawaj od razu na świeżo ugotowanym makaronie lub spaghetti i udekoruj świeżą bazylią.

f) Podziel pozostałe porcje do pojemników do przygotowywania posiłków, aby cieszyć się nimi w dalszej części tygodnia.

40. Burrito śniadaniowe na cały tydzień

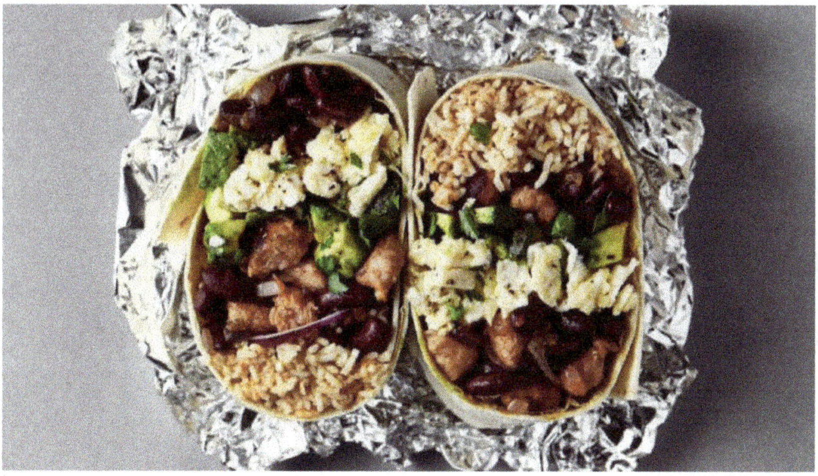

Sprawia: 5

Składniki

- 150g ryżu długoziarnistego lub brązowego (sucha masa)
- 100g posiekanych pomidorów z puszki
- 1 duża biała cebula (drobno posiekana)
- 10 średnich jajek lub 250 ml płynnych białek
- 10 kiełbasek wieprzowych o obniżonej zawartości tłuszczu (pokrojonych w 1cm kostkę)
- 125g sera cheddar o obniżonej zawartości tłuszczu lub sera meksykańskiego (tartego)
- 250g czarnej fasoli z puszki
- 1 łyżeczka soli morskiej, czarnego pieprzu i wędzonej papryki
- 5 pełnoziarnistych tortilli
- 50g marynowanych i pokrojonych w plasterki jalapenos

Wskazówki

a) Najpierw ugotuj ryż. Wsyp suchy ryż do dużego rondla i zalej 200ml zimnej wody i posiekanymi pomidorami. Doprowadź do wrzenia, następnie zmniejsz ogień, przykryj pokrywką i gotuj przez 10-15 minut, aż ryż wchłonie cały płyn.

b) Czekając, aż ryż się zagotuje, ugotuj resztę. Połóż dużą patelnię z powłoką zapobiegającą przywieraniu na średnim lub dużym ogniu z odrobiną oleju kokosowego. Gdy olej kokosowy się rozpuści, dodaj posiekaną cebulę i smaż przez 3-4 minuty, aż cebula zacznie się brązowieć.

c) Na patelnię z papryką, solą i pieprzem wrzucić pokrojoną w kostkę kiełbasę i czarną fasolę i smażyć kolejne 3-4 minuty, aż będą chrupiące. Po ugotowaniu przelej do miski i odstaw, a patelnię ponownie rozgrzej.

d) Gdy mieszanina kiełbasy się ugotuje, usmaż jajka. Wbij jajka do miski z odrobiną soli i pieprzu i ubij widelcem. Wlej jajka na patelnię i smaż przez 3-4 minuty, mieszając.

e) Gdy wszystkie składniki są ugotowane, złóż burrito. Rozłóż tortille na płasko i podziel ugotowany ryż na środek każdej krótkiej, grubej linii, pozostawiając miejsce na brzegach. Na wierzch dodaj mieszankę kiełbasy, cebuli i czarnej fasoli, następnie jajka, starty ser, a na końcu papryczki jalapenos.

f) Teraz złóż burrito. Złóż boki każdej tortilli na środku ciasta, a następnie złóż dolną krawędź mocno do środka. Zwiń zawiniętą mieszankę ciasno w górę w kierunku jedynej otwartej krawędzi i kontynuuj rolowanie, aż uzyskasz ciasne burrito.

g) Czas zamrozić burrito. Każde burrito owinąć ciasno folią spożywczą i włożyć do zamrażarki.

h) Kiedy będziesz gotowy do zjedzenia zdrowego burrito śniadaniowego, po prostu rozpakuj burrito i zawiń je kawałkiem ręcznika kuchennego, a następnie użyj mikrofalówki na około. 2 minuty lub do przegrzania. Jeśli chcesz, dodaj pół awokado po podgrzaniu.

41. Słoiki Burrito

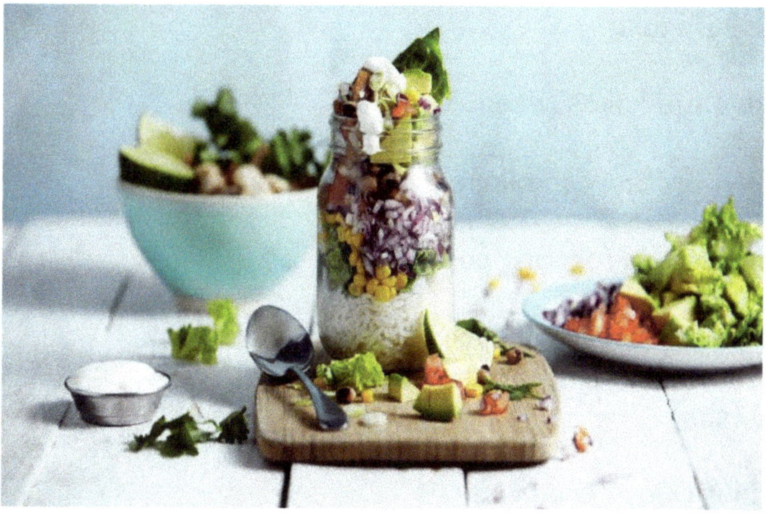

Składniki

- 4 piersi z kurczaka
- 1 łyżeczka oleju kokosowego
- 4 pomidory (drobno posiekane)
- 1 czerwona cebula (drobno posiekana)
- szczypta soli i pieprzu
- 1 limonka (sok)
- 4 saszetki (400g) Zero ryżu
- 1 200g kukurydzy (odsączonej) z puszki
- 2 awokado
- 2 główki małej sałaty (posiekane)
- 8 Łyżka kwaśnej śmietany
- Dymka do dekoracji

Wskazówki

a) Piersi z kurczaka pokroić w kostkę, doprawić i smażyć na średnim ogniu z odrobiną oleju kokosowego, aż będą całkowicie ugotowane. Wyjmij i pozostaw do ostygnięcia.

b) Ugotuj ryż. Opłucz pod zimną wodą, a następnie gotuj przez 1 minutę w kuchence mikrofalowej lub 2-3 minuty na patelni. Odstawić i trochę ostudzić.

c) Złóż swoje słoiki z masonem. Podziel i wrzuć posiekane pomidory i cebulę, sok z limonki, trochę soli i pieprzu i wymieszaj. Do każdego słoika dodaj 2 łyżki kwaśnej śmietany. Dodając najpierw płyn, nie uzyskasz rozmoczonej sałatki po kilku dniach w lodówce.

d) Kukurydzę podzielić na słoiki, dodać ryż, kurczaka, awokado, małe listki sałaty i na końcu ser. Zakręć pokrywkę i ciesz się zdrowym obiadem przez 4 dni!

42. Najwyższej jakości nadziewane papryki wysokobiałkowe 4 sposoby

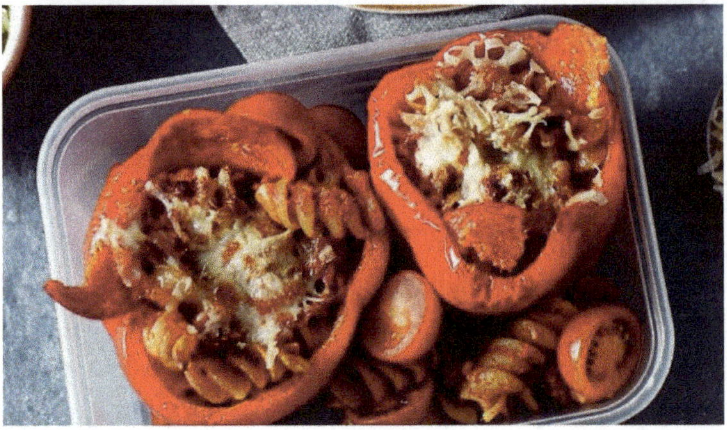

Składniki

- 2 duże papryki, topy i nasiona usunięte
- 50 g ryżu długoziarnistego, ugotowanego
- 1 pierś z kurczaka (ugotowana i posiekana)
- 2 łyżki salsy pomidorowej
- 50g czarnej fasoli
- 1 saszetka przyprawy fajita (lub aby zrobić własną, połącz $\frac{1}{2}$ łyżeczki papryki, $\frac{1}{2}$ łyżeczki cebuli w proszku, $\frac{1}{2}$ łyżeczki czosnku w proszku, $\frac{1}{4}$ łyżeczki soli, $\frac{1}{4}$ łyżeczki pieprzu)
- Garść marynowanych jalapenos + 1 łyżka solanki
- Śmietana kwaśna

Wskazówki

a) Połącz ugotowany ryż, kurczaka, salsę, czarną fasolę i przyprawy w misce i dodaj łyżką papryki.

b) Piecz w 180°C przez 20 minut, a następnie posyp kwaśną śmietaną i dodatkowymi papryczkami jalapenos.

43. Włoskie Pulpety Z Kurczaka ze Spaghetti

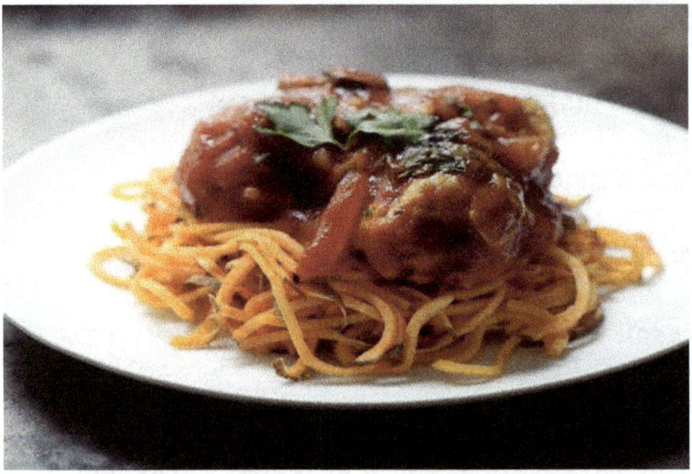

Porcje: 4

Składniki:

- 1 funt mielonej piersi z kurczaka
- 1 jajko lniane (1 łyżka siemienia lnianego mielonego + 1 łyżka wody)
- 1 łyżka posiekanej świeżej bazylii
- 1 łyżka posiekanej świeżej włoskiej pietruszki
- $\frac{1}{2}$ łyżeczki suszonego oregano
- $\frac{1}{4}$ łyżeczki cebuli w proszku
- $\frac{1}{4}$ łyżeczki proszku czosnkowego

Do sosu pomidorowego

- 2 puszki (15 uncji) sosu pomidorowego bez dodatku soli
- $\frac{3}{4}$ filiżanka kalifornijskich dojrzałych czarnych oliwek, pokrojonych w plastry
- 1 łyżka kaparów
- 1 łyżeczka mielonego czosnku
- 1 średnio słodka cebula, pokrojona w kostkę
- $1\frac{1}{2}$ szklanki posiekanych pieczarek

- ½ łyżeczki czarnego pieprzu
- ½ łyżeczki suszonego tymianku
- ½ łyżeczki suszonego rozmarynu, pokruszonego
- ⅓ łyżeczka majeranku suszonego
- 1 łyżka posiekanej świeżej bazylii
- 1 łyżka posiekanej świeżej włoskiej pietruszki

Na spaghetti

- 4 duże słodkie ziemniaki (spiralne)

Wskazówki:

Na Pulpety Z Kurczaka:

a) Rozgrzej piekarnik do 350 ° F.

b) Przygotuj jajko lniane w małej misce i odstaw na żel.

c) W dużej misce wymieszaj zmielonego kurczaka, zioła, przyprawy i jajko lniane. Dobrze wymieszaj, aby połączyć.

d) Nasmaruj dużą blachę do pieczenia i uformuj 12-14 klopsików, układając je równomiernie na patelni.

e) Piecz przez 30 minut lub do momentu, gdy kurczak będzie dokładnie ugotowany.

Na sos pomidorowy:

f) Po prostu dodaj wszystkie składniki sosu do dużego garnka i gotuj przez 10 minut. Dodaj klopsiki z kurczaka i gotuj jeszcze przez 5 minut.

Na spaghetti:

g) Po prostu spiralizuj swoje słodkie ziemniaki (1 na osobę, więc wystarczą 4 ziemniaki), używając ostrza C.

h) Dodaj spiralne ziemniaki do miski przeznaczonej do kuchenek mikrofalowych z kilkoma łyżkami wody i gotuj w kuchence mikrofalowej przez 3-5 minut, aż będą lekko miękkie.

i) Podawaj klopsiki i sos na spaghetti i ciesz się!

44. Pulpety z Indyka Śródziemnomorskiego z Tzatziki

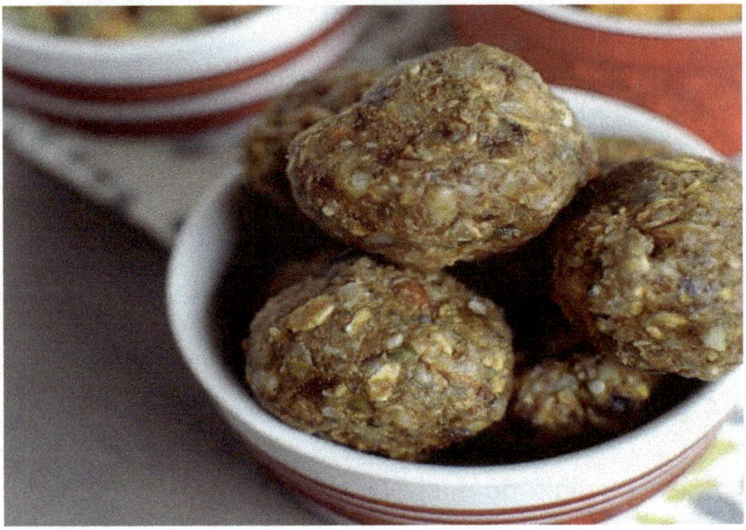

Porcje: 50

Składniki:

- 2 funty mielonego indyka
- 2 łyżki oliwy z oliwek
- 1 średnia cebula, drobno posiekana
- Szczypta soli
- 1 średnia cukinia, starta
- 1½ łyżki kaparów, posiekanych
- ½ szklanki suszonych pomidorów, posiekanych
- 2 kromki chleba pełnoziarnistego (lub białego chleba)
- ½ szklanki pietruszki
- 1 jajko
- 1 duży ząbek czosnku, drobno posiekany
- ½ łyżeczki soli koszernej
- ½ łyżeczki czarnego pieprzu
- 1 łyżka sosu Worcestershire
- ½ szklanki posiekanego lub startego parmezanu

- 2 łyżki drobno posiekanej świeżej mięty

Do sosu tzatziki

- 8 uncji niskotłuszczowego jogurtu naturalnego
- 1 duży ząbek czosnku, posiekany
- 1 cytryna, skórka
- 1 łyżka świeżej mięty
- ½ ogórka, obranego

Wskazówki:

a) Rozgrzej piekarnik do 375 stopni. Przygotuj dwie blachy do pieczenia, wykładając je folią aluminiową i spryskując sprayem warzywnym.

b) Rozgrzej 1 łyżkę oliwy z oliwek na średnim ogniu na średniej patelni. Dodaj cebulę i szczyptę soli i smaż, aż będzie przezroczysta. Przełóż cebulę do dużej miski.

c) Dodaj pozostałą łyżkę oliwy z oliwek na patelnię i dodaj startą cukinię. Posyp szczyptą soli i gotuj, aż cukinia zmięknie i zmięknie - około 5 minut. Cukinię przełożyć do miski z cebulą. Dodaj kapary i suszone pomidory i wymieszaj do połączenia.

d) Umieść chleb w misce małego robota kuchennego i pulsuj, aż uzyskasz drobną bułkę tartą. Dodaj natkę pietruszki i kilka razy zmiksuj, aż pietruszka zostanie posiekana i dobrze połączy się z bułką tartą. Przenieś bułkę tartą do miski. Do miski dodaj jajko, czosnek, sól koszerną, czarny pieprz, sos Worcestershire, parmezan i miętę i wymieszaj.

e) Dodaj mięso z indyka i rękami włóż indyka do spoiwa, aż dobrze się połączy. Wyciągnij łyżkę mieszanki z indyka i rozwałkuj ją w dłoniach, aby uformować klopsik. Umieść klopsiki na blasze w odległości około 1 cala od siebie. Piecz przez 20-25 minut, aż lekko się zrumieni i ugotuj.

f) W międzyczasie przygotuj sos tzatziki: W małej misce wymieszaj czosnek, cytrynę, miętę i ogórek. Dodaj jogurt i wymieszaj, aby połączyć. Przykryj i schłódź, aż będzie gotowe do podania.

g) Przełóż klopsiki na półmisek i podawaj tzatziki z boku.

45. Klopsiki warzywno-wołowe Marinara

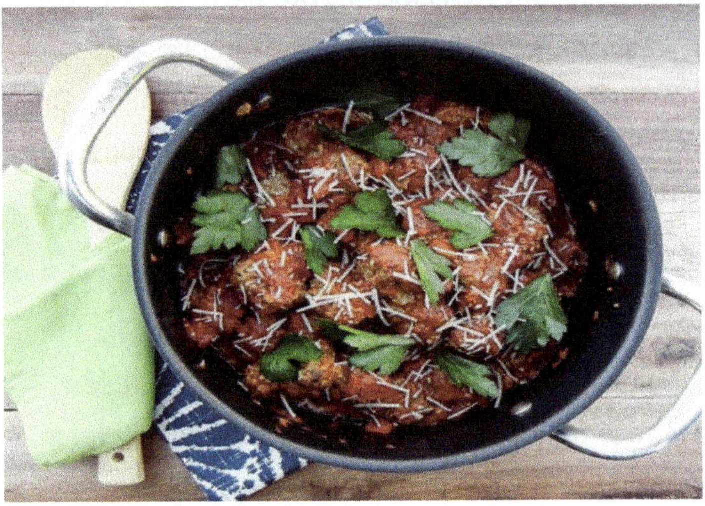

Porcje: 9

Składniki:

- 6 łyżeczek oliwy z oliwek, podzielonych
- 4 ząbki czosnku, pokrojone w plasterki, podzielone
- 1 (28 uncji) puszka zmiażdżonych pomidorów
- 1 łyżeczka soli, podzielona
- 1 łyżeczka cukru
- 1 łyżeczka pokruszonych płatków czerwonej papryki, podzielonych, opcjonalnie
- 1 mała cukinia, grubo posiekana
- 1 średnia marchewka, grubo posiekana
- $\frac{1}{2}$ małej żółtej cebuli, grubo posiekanej
- $\frac{1}{4}$ szklanki natki pietruszki plus więcej do dekoracji
- 1 funt chudej wołowiny
- $\frac{1}{2}$ szklanki płatków owsianych
- $\frac{1}{2}$ szklanki rozdrobnionego parmezanu plus więcej do przybrania
- 1 duże jajko, ubite

Wskazówki:

a) Rozgrzej brojlera na wysokim poziomie. Upewnij się, że ruszt piekarnika znajduje się około 4 cale poniżej źródła ciepła. Wetrzyj 1 łyżeczkę oliwy z oliwek na powierzchnię otoczonej blachy do pieczenia.

b) W dużym rondelku rozgrzej pozostałe 5 łyżeczek oliwy z oliwek na średnim ogniu. Dodaj dwa ząbki czosnku i smaż na złoty kolor przez około 3 minuty. Dodaj pomidory, ½ łyżeczki soli, cukier i ½ łyżeczki płatków czerwonej papryki (w razie potrzeby). Doprowadzić do wrzenia, zmniejszyć ogień i dusić pod przykryciem przez 10 minut.

c) W międzyczasie w robocie kuchennym wymieszać cukinię, marchewkę, cebulę, pozostały czosnek i pietruszkę. Pulsuj, aż zostanie drobno posiekany. Przenieś mieszankę warzywną do dużej miski. Dodaj wołowinę, płatki owsiane, parmezan, pozostałą sól, pozostałe płatki czerwonej papryki (w razie potrzeby) i jajko. Dobrze wymieszaj.

d) Uformuj miksturę w klopsiki o średnicy 1½ cala. Ułóż równomiernie na przygotowanej blasze do pieczenia. Podsmaż, aż wierzchy klopsików się zrumienią, około 5 minut.

e) Delikatnie przenieś klopsiki do rondla i gotuj dalej pod przykryciem przez 10 minut lub do momentu, gdy klopsiki się ugotują. Usuń z ognia.

f) Podawaj jako przystawkę lub na ugotowane spaghetti jako danie główne. W razie potrzeby udekoruj dodatkową pietruszką i parmezanem.

46. Klopsiki z kurczaka z grilla w miodzie

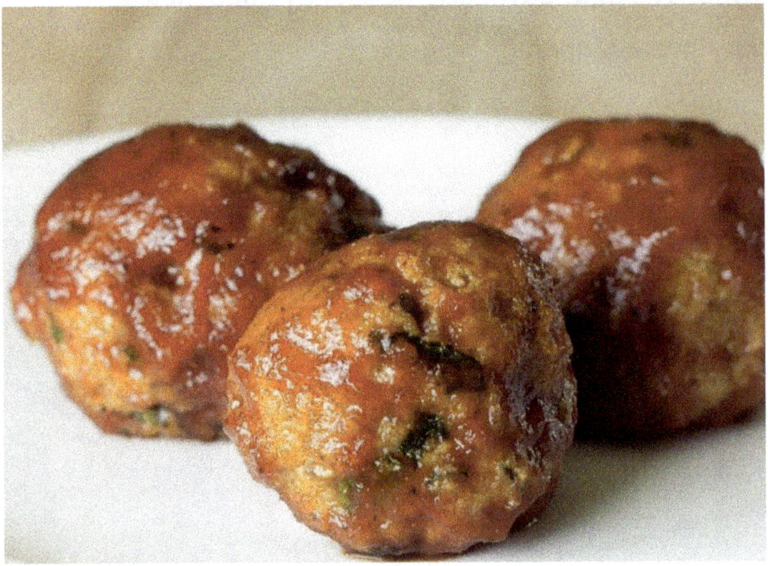

Porcje: 4

Składniki:

Do klopsików

- 1 funt mielonego kurczaka
- 1 szklanka bułki tartej
- $\frac{1}{4}$ szklanki cienko pokrojonej zielonej cebuli
- 2 duże jajka, ubite
- 2 łyżki mielonej świeżej natki pietruszki
- 1 łyżeczka mielonego czosnku
- $\frac{1}{2}$ łyżeczki soli
- $\frac{1}{4}$ łyżeczki mielonego czarnego pieprzu

Do sosu grillowego

- 1 (8 uncji) puszki sosu pomidorowego
- $\frac{1}{4}$ szklanki miodu
- 1 łyżka sosu Worcestershire
- 1 łyżka octu z czerwonego wina
- $\frac{1}{2}$ łyżeczki proszku czosnkowego

- $\frac{1}{2}$ łyżeczki soli
- $\frac{1}{8}$ łyżeczka mielonego czarnego pieprzu

Wskazówki:

a) Rozgrzej piekarnik do 400 stopni F. Wyłóż blachę do pieczenia folią aluminiową i spryskaj sprayem do gotowania.

b) Przygotuj klopsiki. W dużej misce dodaj wszystkie składniki klopsików i lekko wymieszaj rękoma. Nie mieszaj zbyt mocno, ponieważ spowoduje to powstanie twardych klopsików.

c) Użyj rąk, aby rozwałkować 12-14 klopsików wielkości piłeczki golfowej i rozłóż je na blasze do pieczenia.

d) Piecz przez 15 minut lub do momentu, gdy klopsiki się ugotują.

e) W międzyczasie przygotuj sos barbecue. W średniej misce wymieszaj wszystkie składniki sosu, aż dobrze się połączą. Przełóż sos do dużego garnka. Ustaw ogień na średnio-wysoki i gotuj przez 7-8 minut, od czasu do czasu mieszając. Sos zacznie gęstnieć.

f) Zmniejsz ogień do niskiego poziomu. Dodaj ugotowane klopsiki do sosu i delikatnie wymieszaj, aby obtoczyć klopsiki. Gotuj klopsiki w sosie przez 5 minut, od czasu do czasu mieszając.

47. Klopsiki z indyka ze słodkich ziemniaków

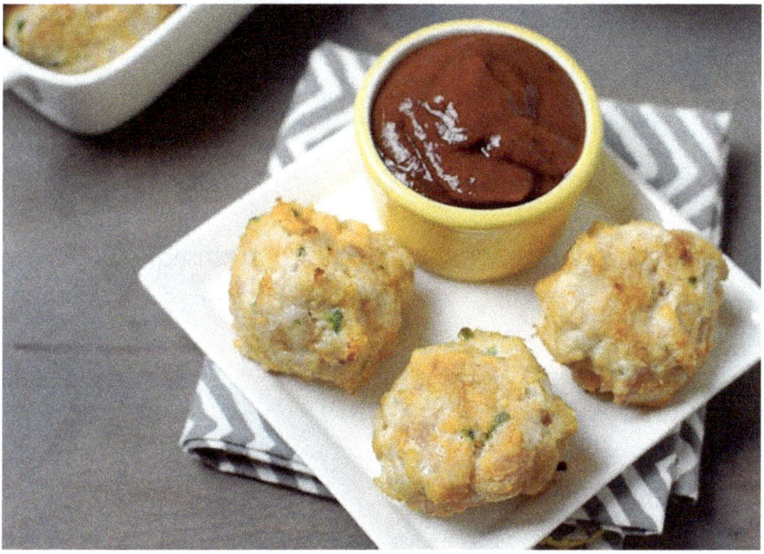

Porcje: 16

Składniki:

- 1 funt chudego mielonego indyka
- 1 szklanka ugotowanego, puree ze słodkich ziemniaków
- 1 jajko
- 2 ząbki czosnku, posiekane
- 1 - 2 papryczki jalapenos, mielone
- 1/2 szklanki mączki migdałowej (lub bułki tartej)
- 1/2 szklanki cebuli pokrojonej w kostkę
- 2 paski boczku pokrojonego w kostkę

Wskazówki:

a) Połącz wszystkie składniki w dużej misce.

b) Dobrze wymieszaj i uformuj kulki (ja zrobiłam około 16).

c) Piec w 400 stopniach przez 18-20 minut (lub do momentu, gdy temperatura wewnętrzna osiągnie 165 stopni), przewracając raz.

48. Łatwa meksykańska sałatka z ciecierzycy

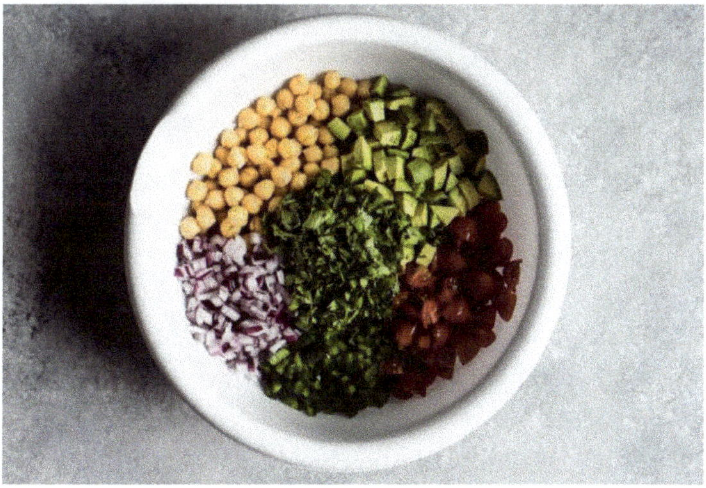

Obsługuje 4.

Składniki

- 19 uncji puszki ciecierzycy, wypłukanej i odsączonej
- 1 duży pomidor, posiekany
- 3 całe zielone cebule, pokrojone LUB Szklanka czerwonej cebuli pokrojonej w kostkę
- 1/4 szklanki drobno posiekanej kolendry (świeża kolendra)
- 1 awokado, pokrojone w kostkę (opcjonalnie)
- 2 łyżki oleju roślinnego lub oliwy z oliwek
- 1 łyżka soku z cytryny
- 1 łyżeczka kminku
- 1/4 łyżeczki chili w proszku
- 1/4 łyżeczki soli

Wskazówki

a) W misce wymieszaj olej, sok z cytryny, kminek, chili w proszku i sól.

b) Dodaj ciecierzycę, pomidory, cebulę, kolendrę i wymieszaj, aż się połączą.

c) Jeśli używasz awokado, dodaj tuż przed podaniem. Można przechowywać w lodówce do 2 dni.

49. Cannelloni z Tofu i Szpinakiem

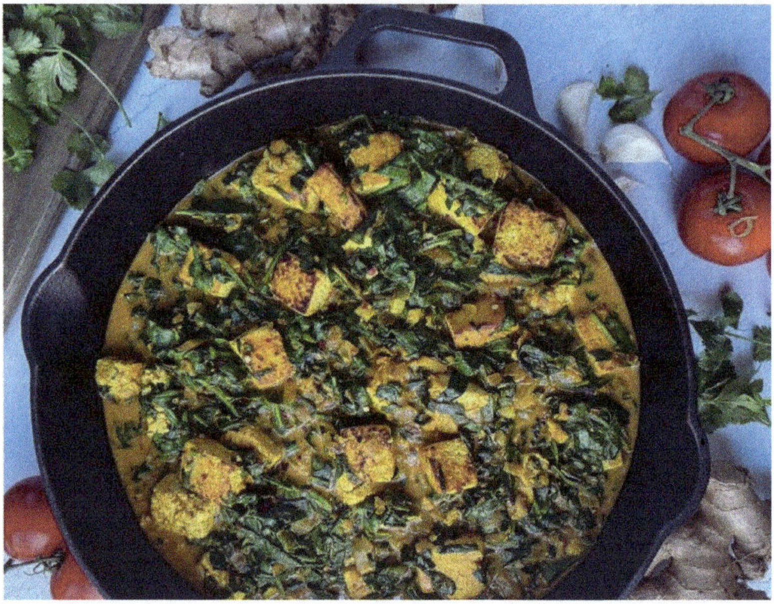

Porcje 3-4

Składniki

- 8 makaronów cannelloni/manicotti (w razie potrzeby bezglutenowe), gotowane al dente
- 1 16 uncji słoik twojego ulubionego sosu do makaronu
- 2 łyżki oliwy z oliwek
- 1 średnia cebula, posiekana
- 1 1 uncja opakowanie mrożonego szpinaku, rozmrożonego i posiekanego - lub 1 torebka świeżego szpinaku baby, posiekanego
- 16 uncji. jędrne lub jedwabiste tofu
- 1/2 szklanki namoczonych orzechów nerkowca, odsączonych i drobno zmielonych (opcjonalnie)
- 1/4 szklanki posiekanej marchewki (opcjonalnie)
- 2 łyżki soku z cytryny
- 1 ząbek czosnku, posiekany
- 1 łyżka drożdży odżywczych
- 1 łyżeczka soli

- 1/4 łyżeczki czarnego pieprzu
- Rozdrobniony ser wegański, taki jak Daiya (opcjonalnie)

Wskazówki

a) Na patelni nieprzywierającej podsmaż cebulę na oleju, aż stanie się przezroczysta. Dodaj szpinak i wyłącz ogień.

b) W misce wymieszaj tofu, orzechy nerkowca (jeśli używasz), marchewkę, sok z cytryny, czosnek, drożdże odżywcze, sól i pieprz.

c) Dodaj mieszankę szpinaku z cebulą do mieszanki tofu i mieszaj, aż dobrze się wymiesza.

d) Rozgrzej piekarnik do 350F. Cienką warstwę sosu do makaronu wylać na dno patelni 9×133.

e) Napełnij każdą ugotowaną skorupkę nadzieniem za pomocą małej łyżki. Wyłożyć nadziewane muszle na patelnię i przykryć resztą sosu do makaronu.

f) Przykryj patelnię folią, aby skorupki nie wyschły.

g) Pieczemy około 30 minut, aż zacznie bulgotać.

h) Jeśli dodajesz wegański ser, posyp go na wierzchu przez ostatnie 2 minuty w piekarniku.

50. Zupa Kokosowo-Curry z Soczewicą

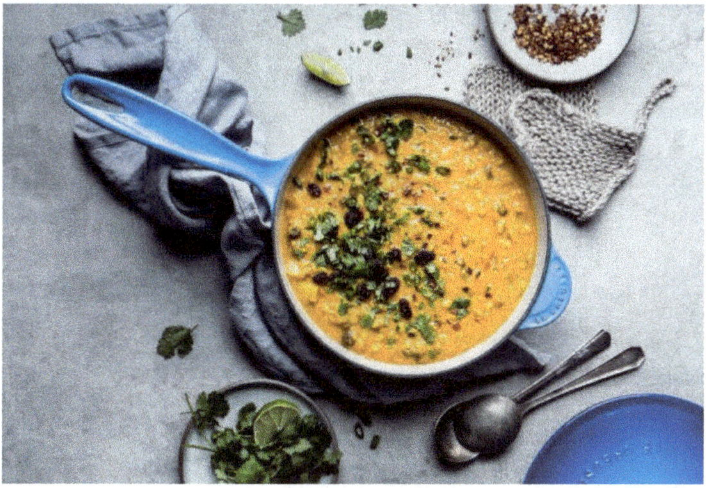

serwuje 4.

Składniki

- 1 łyżka oleju kokosowego (lub oliwy z oliwek)
- 1 duża cebula, posiekana
- 2 ząbki czosnku, posiekane
- 1 łyżka świeżego imbiru, posiekanego
- 2 łyżki pasty pomidorowej (lub ketchupu)
- 2 łyżki curry w proszku
- 1/2 łyżeczki płatków ostrej papryki
- 4 szklanki bulionu warzywnego
- 1 400ml puszka mleka kokosowego
- 1 400g puszki pokrojonych w kostkę pomidorów
- 1. 5 filiżanek suchej czerwonej soczewicy
- 2-3 garście posiekanego jarmużu lub szpinaku
- Sól i pieprz do smaku
- Dekoracja: posiekana kolendra (świeża kolendra) i/lub wegańska kwaśna śmietana

Wskazówki

a) W garnku rozgrzej olej kokosowy na średnim ogniu i podsmaż cebulę, czosnek i imbir, aż cebula będzie przezroczysta, kilka minut.

b) Dodaj koncentrat pomidorowy (lub ketchup), curry i płatki czerwonej papryki i gotuj jeszcze minutę.

c) Dodaj bulion warzywny, mleko kokosowe, pokrojone w kostkę pomidory i soczewicę. Przykryj i zagotuj, a następnie gotuj na małym ogniu przez 20-30 minut, aż soczewica będzie bardzo miękka. Dopraw solą i pieprzem.

d) {Make-Ahead: można schłodzić, zamrozić w hermetycznych pojemnikach i ponownie podgrzać na średnim ogniu.}

e) Przed podaniem wymieszaj jarmuż/szpinak i udekoruj kolendrą i/lub wegańską kwaśną śmietaną.

51. Indyjska komosa ryżowa z curry

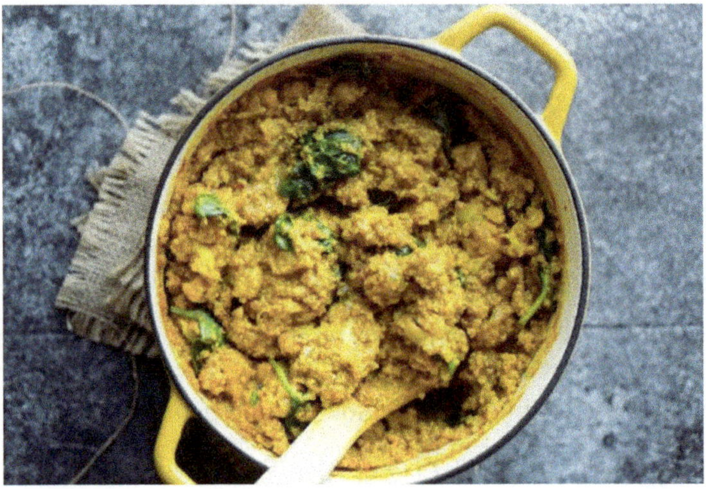

serwuje 4.

Składniki

- 1 szklanka quinoa, opłukana i odsączona
- 1 puszka (400ml) mleka kokosowego
- 1 puszka (400ml) pokrojonych w kostkę pomidorów
- 3 łyżki curry w proszku
- 2 łyżki keczupu lub pasty pomidorowej
- 2 łyżki oleju kokosowego (lub innego oleju roślinnego)
- 1 duża cebula
- 1 ząbek czosnku, posiekany
- 1 marchewka, pokrojona w kostkę
- 1 puszka (400g) ciecierzycy, odsączonej
- 2 duże garście posiekanego szpinaku lub jarmużu
- 1/2 łyżeczki pokruszonej czerwonej papryczki chili sól i pieprz kolendra (świeża kolendra)

Wskazówki

a) W średnim rondlu wymieszaj komosę ryżową, mleko kokosowe, pokrojone w kostkę pomidory (z sokiem), curry i ketchup/pastę pomidorową i zagotuj. Zmniejsz ogień do najniższego ustawienia, przykryj rondel i gotuj na wolnym ogniu, aż quinoa będzie gotowa, około 15 minut.

b) Podczas gotowania komosy ryżowej: na patelni rozgrzać olej na średnim ogniu i podsmażyć czosnek i cebulę, aż będą przezroczyste.

c) Dodaj marchewkę i smaż przez kilka minut.

d) Dodaj ciecierzycę i gotuj przez kolejne kilka minut.

e) Dodaj szpinak/jarmuż i smaż około minuty, aż zmięknie.

f) Wymieszaj warzywa z komosą ryżową, dopraw solą, pieprzem i pokruszoną czerwoną papryczką chili i udekoruj kolendrą przed podaniem.

52. Grillowane Warzywa na Zacierze Z Białej Fasoli

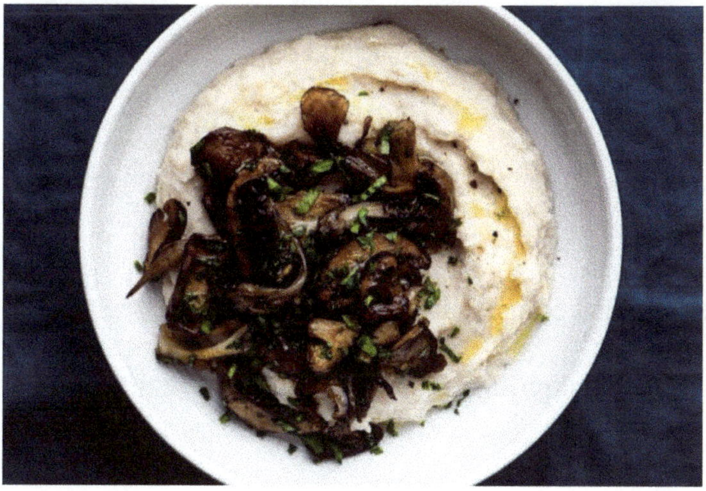

serwuje 2.

Składniki

- 1 czerwona papryka (papryka), bez pestek i pokrojona na ćwiartki
- 1 bakłażan (bakłażan) pokrojony wzdłuż
- 2 cukinie (cukinia), pokrojone wzdłużnie
- 2 łyżki oliwy z oliwek

Do zacieru

- 410g fasoli fasoli z puszki, wypłukanej (ja używam Cannellini lub White Kidney Beans)
- 1 ząbek czosnku, zmiażdżony
- 100ml bulionu warzywnego
- 1 łyżka posiekanej kolendry (kolendry)
- Cytryny do podania

Wskazówki

a) Podgrzej grill. Warzywa ułożyć na patelni grillowej i lekko posmarować olejem. Grilluj, aż lekko się zrumienią, odwróć, ponownie posmaruj olejem, a następnie grilluj do miękkości.

b) W międzyczasie włóż fasolę do małego rondla z czosnkiem i bulionem. Doprowadzić do wrzenia, a następnie gotować na wolnym ogniu przez 10 minut.

c) Zmiażdż z grubsza tłuczkiem do ziemniaków, dodając trochę wody lub więcej bulionu, jeśli zacier wydaje się zbyt suchy. Podziel warzywa i rozgnieć na 2 talerze, skrop resztkami oleju i posyp czarnym pieprzem i kolendrą. Dodaj ćwiartkę cytryny do każdego talerza i podawaj.

53. Pieczone seitan

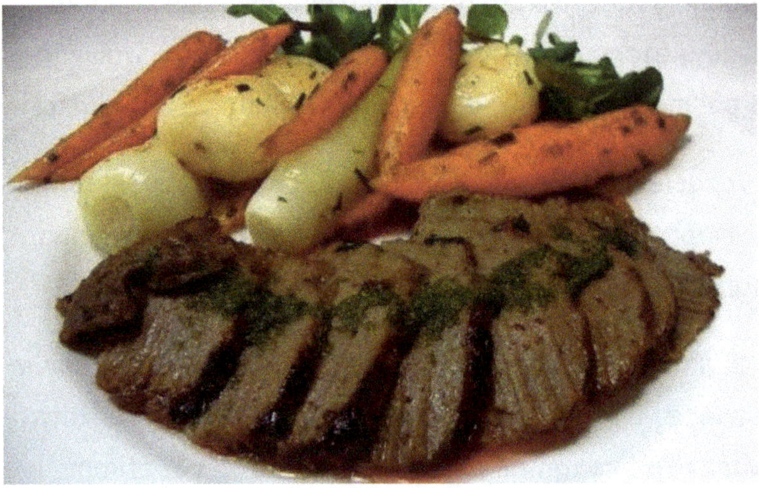

Składniki:

- 1 szklanka witalnego glutenu pszennego.
- 3 łyżki drożdży odżywczych.
- 1 łyżeczka wędzonej papryki.
- 1 łyżeczka suszonego tymianku lub 1 świeżego tymianku wiosennego.
- 1 łyżeczka suszonego rozmarynu.
- 1 łyżka czosnku w proszku.
- 1 łyżeczka soli morskiej.
- 1/4 łyżeczki suszonej szałwii.
- 1 łyżka wegańskiego sosu Worcestershire.
- 1 łyżka cukru sos BBQ gratis.
- 2 łyżki płynnego aminokwasu (lub sosu sojowego).
- 1 szklanka bulionu warzywnego.
- 4 szklanki rosołu warzywnego, w którym dusisz seitan.

WSKAZÓWKI:

a) Wymieszaj suche składniki aktywne w jednej misce, a mokre składniki w drugiej misce.
b) Mokre połączyć z suchym i zagnieść na „ciasto".

c) Wyrabiaj to ciasto przez około 5 minut lub do aktywacji glutenu.
d) Zagotuj na wolnym ogniu około 4 filiżanek bulionu warzywnego.
e) Większość potraw wymaga owinięcia seitana w plastikową folię przed gotowaniem, ale to tylko po to, by zachować kształt, i odkrywamy, że lubimy nasze rustykalne i pełne smaku bulionu warzywnego.
f) Po prostu rozwałkuj ciasto seitan w kłodę i gotuj w przykrytym garnku z bulionem warzywnym przez 45 minut.
g) Po 45 minutach rozgrzej piekarnik do 350° F i piecz seitan na blasze do pieczenia przez 20 minut, odwracając po 10 minutach.

54. Tofu z ciecierzycy

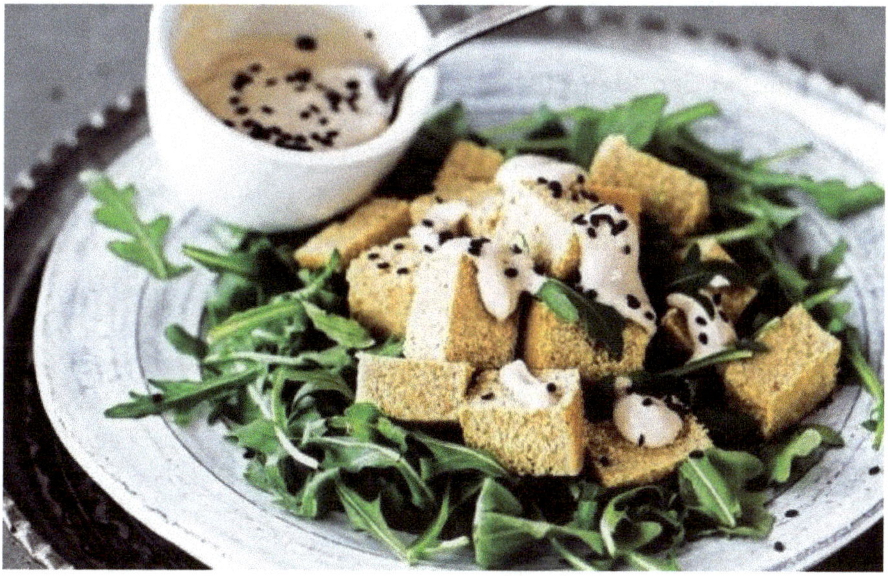

Składniki na tofu z ciecierzycy:

- 2 szklanki mąki z fasoli garbanzo.
- 1/4 szklanki drożdży dietetycznych.
- 2 łyżeczki mielonego kminku.
- 1/2 łyżeczki proszku czosnkowego.
- 1 łyżeczka świeżo zmielonego czarnego pieprzu.
- 1/4 łyżeczki pieprzu cayenne.
- 1 łyżka oleju kokosowego lub oliwy z oliwek.
- 1 1/2 łyżeczki soli.

Na sos tahini:

- 1/4 szklanki tahini.
- 1 ząbek czosnku, zmielony.
- 1 łyżeczka octu jabłkowego.
- Świeżo zmielony czarny pieprz.
- 1 łyżka czarnego sezamu.

Wskazówki:

a) Rozgrzej piekarnik do 400 stopni Celsjusza w dużej misce, wymieszaj wszystkie składniki tofu z ciecierzycy z 3/4 szklanki wody i dobrze wymieszaj.

b) Wyłóż blachę do pieczenia pergaminem i zbierz ciasto.

c) Piecz przez 20 minut, aż wykałaczka włożona do środka wyjdzie schludnie.

d) Wyjmij z piekarnika, ostudź całkowicie i pokrój na kawałki wielkości kęsa.

e) W osobnej misce wymieszaj aktywne składniki sosu tahini i 2 łyżki wody (dodaj więcej wody, jeśli tahini jest zbyt gęste).

f) Podawaj tofu z ciecierzycy na rukoli, polane sosem tahini.

55. Duszone tofu

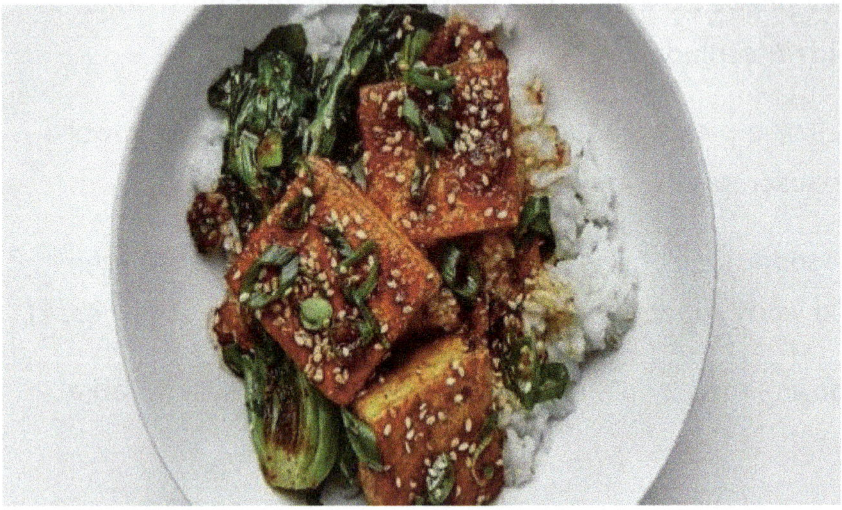

Składniki:

- 1 cebula pokrojona w cienkie kawałki.
- 1 14-uncjowy blok twardego tofu, pokrojony na 16 kwadratów.
- 1 łyżka cukru.
- 1/2 -1 łyżka koreańskiego proszku chili.
- 3 łyżki sosu sojowego.
- 4 łyżki sake.
- 1 szalotka pokrojona w cienkie plasterki.
- Prażone nasiona sezamu.

Wskazówki:

a) Połóż plastry cebuli na nieprzywierającą patelnię lub patelnię, a następnie poprowadź z kawałkami tofu.

b) Wymieszaj cukier, koreańskie chili w proszku, sos sojowy i sake. Połóż plastry tofu.

c) Przykryj patelnię pokrywką. Zwiększ ogień i gotuj do wrzenia. Zmienić ogień na średni i gotować przez kolejne 5 minut, polewać kilka razy sosem.

d) Zdejmij pokrywkę, ustaw temperaturę z powrotem na wysoką i gotuj, aż sos faktycznie się zminimalizuje.

e) Wyłącz ogrzewanie, przełóż na talerz do serwowania, udekoruj szalotką i sezamem. Natychmiast podawaj.

56. Tempeh z pikantnym masłem orzechowym

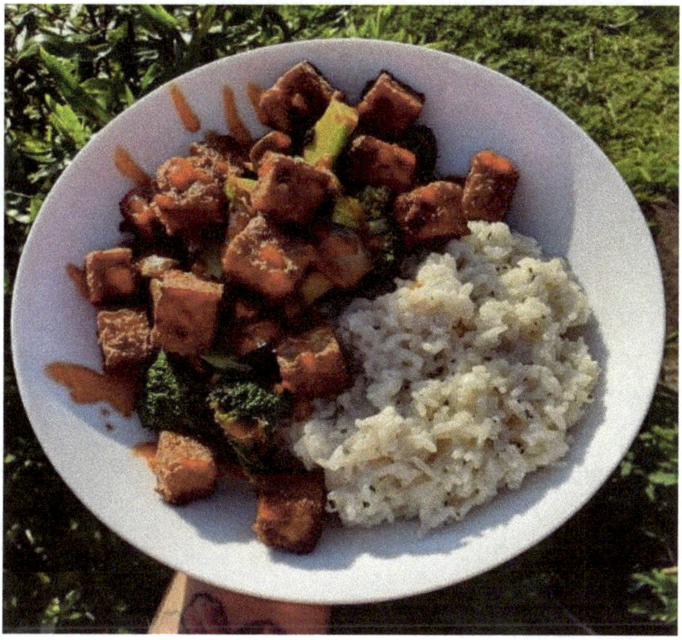

Składniki:

- 22 uncje tempeh, pokrojone w 1-calową kostkę.
- 6,5 uncji dzikiego ryżu, surowego.
- Olej kokosowy w sprayu.

Sos:

- 4 łyżki masła orzechowego.
- 4 łyżki sosu sojowego (o niskiej zawartości sodu).
- 4 łyżki cukru kokosowego.
- 2 łyżki czerwonego sosu chili.
- 2 łyżeczki octu ryżowego.
- 2 łyżki imbiru.
- 3 ząbki czosnku (lub pasty czosnkowej).
- 6 łyżek wody.

Kapusta:

- 5 uncji fioletowej kapusty, ogolonej/drobno pokrojonej.
- 1 limonka, tylko sok.
- 2 łyżeczki miodu bez pszczół z agawy/jabłka.
- 3 łyżeczki oleju sezamowego.

- Garnirunek:
- Zielona cebula, posiekana.

Wskazówki:

a) Wymieszaj wszystkie składniki na pikantny sos z orzeszków ziemnych.

b) Pokrój tempeh na 1-calową (2,5 cm) kostkę.

c) Do tempeh dodać sos, wymieszać, przykryć i zamarynować w lodówce na 2-3 godziny lub najlepiej na całą noc. Tempeh jest naprawdę dobry w chłonięciu smaków marynaty.

d) Rozgrzej piekarnik do 190° C i ugotuj ryż zgodnie z instrukcją na opakowaniu.

e) Tempeh wyłożyć na nieprzywierającą płaską patelnię, spryskać olejem kokosowym i piec w piekarniku przez 25-30 minut. Zachowaj resztki marynaty do podania.

f) Wszystkie składniki kapusty wymieszać w misce i odstawić do zamarynowania.

57. Sałatka z tuńczykiem z wędzonej ciecierzycy

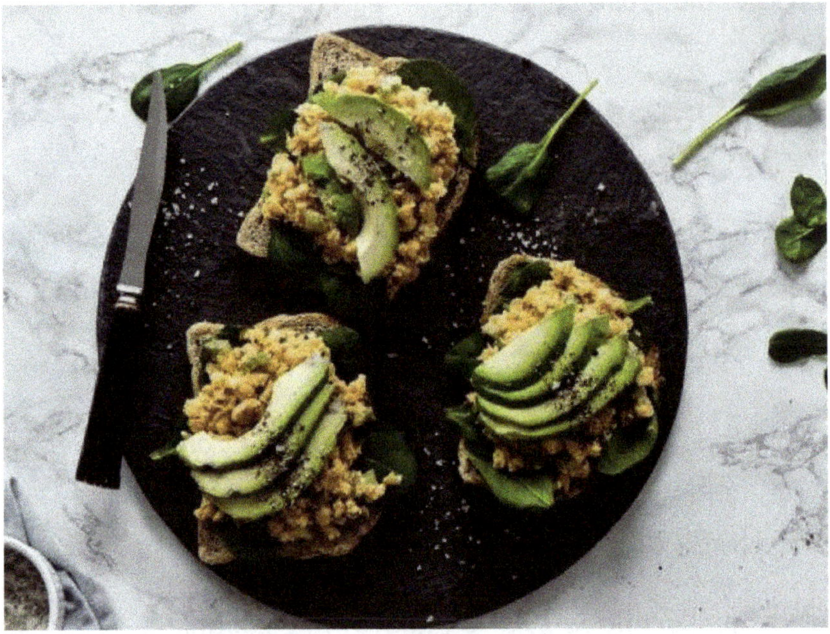

Tuńczyk z ciecierzycy:

- 15 uncji gotowanej ciecierzycy w puszkach lub w inny sposób.
- 2-3 łyżki bezmlecznego jogurtu naturalnego lub wegańskiego majonezu.
- 2 łyżeczki musztardy Dijon.
- 1/2 łyżeczki mielonego kminku.
- 1/2 łyżeczki wędzonej papryki.
- 1 łyżka świeżego soku z cytryny.
- 1 łodyga selera pokrojona w kostkę.
- 2 szalotki posiekane.
- Sól morska do smaku.

Montaż kanapek:

- 4 kawałki chleba żytniego lub kiełkującego chleba pszennego.
- 1 szklanka szpinaku dla niemowląt.
- 1 awokado pokrojone lub pokrojone w kostkę.
- Sól + pieprz.

Wskazówki:

a) W robocie kuchennym zmiel ciecierzycę, aż będą przypominać grubą, kruchą konsystencję. Przełóż ciecierzycę do średniej wielkości miski i dodaj resztę aktywnych składników, mieszając, aż dobrze się połączy. Dopraw dużą ilością soli morskiej według własnego gustu.

b) Na każdą kromkę chleba ułóż szpinak dla niemowląt; Dodaj kilka czubków sałatki z tuńczyka z ciecierzycy, równomiernie rozprowadzając. Na wierzch połóż plastry awokado, kilka ziaren soli morskiej i świeżo zmielony pieprz.

58. Tajska sałatka z komosy ryżowej?

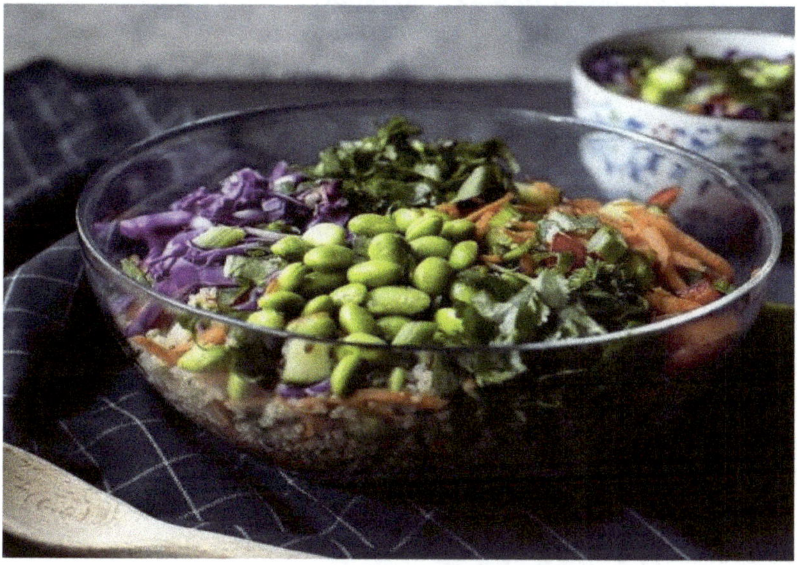

Na sałatkę:

- 1/2 szklanki gotowanej komosy ryżowej
- 3 łyżki startej marchewki.
- 2 Łyżka czerwonej papryki, dokładnie pokrojonej w plastry.
- 3 Łyżka ogórka, drobno pokrojonego.
- 1/2 szklanki edamame
- 2 szalotki, drobno posiekane.
- 1/4 szklanki czerwonej kapusty, drobno pokrojonej.
- 1 łyżkę kolendry, dokładnie posiekaną.
- 2 łyżki prażonych orzeszków ziemnych, posiekanych (opcjonalnie).
- Sól.

Tajski Sos Orzechowy:

- 1 Łyżka kremowego naturalnego masła orzechowego.
- 2 łyżeczki sosu sojowego o niskiej zawartości soli.
- 1 łyżeczka octu ryżowego.
- 1/2 łyżeczki oleju sezamowego.
- 1/2 - 1 łyżeczka sosu sriracha (opcjonalnie).

- 1 Ząbek czosnku, dokładnie zmielony.
- 1/2 łyżeczki startego imbiru.
- 1 łyżeczka soku z cytryny.
- 1/2 łyżeczki nektaru z agawy (lub miodu).

Wskazówki:

a) Połącz wszystkie składniki do noszenia w małej misce i mieszaj, aż dobrze się połączą.

b) Zintegruj komosę ryżową z warzywami w misce do mieszania. Dodaj dressing i dobrze wymieszaj, aby się zintegrować.

c) Spryskaj prażone orzeszki ziemne na wierzch i podawaj!

59. Turecka sałatka z fasoli?

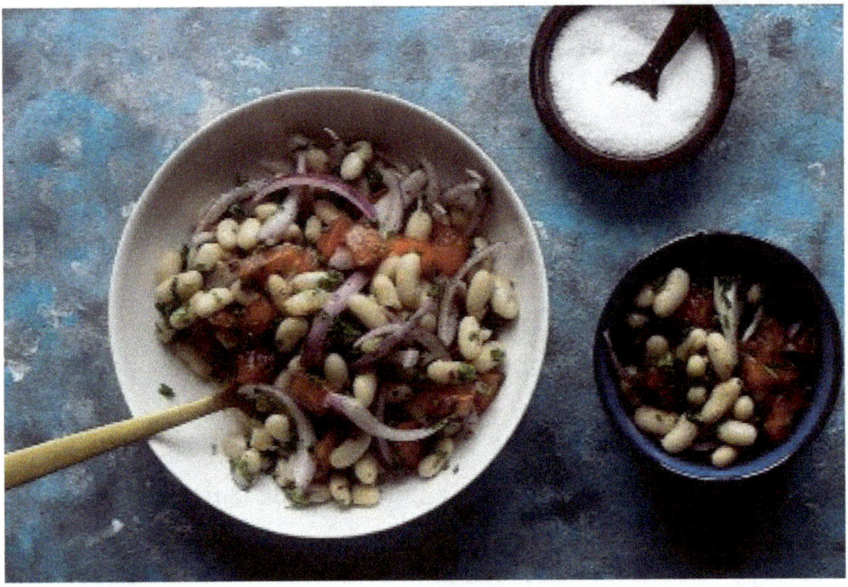

Na sałatkę:

- 1 1/2 szklanki gotowanej białej fasoli.
- 1/2 szklanki posiekanych pomidorów.
- 1/2 szklanki pokrojonego w plasterki ogórka.
- 2 zielone papryki, pokrojone w plastry.
- 1/4 szklanki pokrojonej natki pietruszki.
- 1/4 szklanki posiekanego świeżego koperku.
- 1/4 szklanki pokrojonej zielonej cebuli.
- 4 jajka na twardo.

Ubieranie się

- 2 szklanki ciepłej wody.
- 2 czerwone cebule, pokrojone w cienkie plasterki.
- 1 łyżka soku z cytryny.
- 1 łyżeczka octu.
- 1 łyżeczka soli.
- 1 łyżeczka sumaka.

Wskazówki:

a) W dużej misce wymieszaj wszystkie składniki sałatki oprócz jajek.

b) Ubij cokolwiek do dressingu i połóż na sałatce. Dobrze wymieszaj i dodaj jajka pokrojone w plasterki lub połówki.

c) Wrzuć pokrojoną cebulę do naprawdę gorącej wody, blanszuj przez minutę i przełóż do bardzo zimnej wody, aby przestały się gotować. Pozostaw je w zimnej wodzie na kilka minut i dobrze odsącz.

d) Wymieszaj sok z cytryny, sól, ocet i sumak i połóż to na odsączonej cebuli. Wszystko jest gotowe do wykorzystania w ciągu 5 do 10 minut. Im dłużej czeka, tym jaśniejszy ma kolor.

e) Dodaj czerwoną cebulę do mieszanki sałat i zapewnij jej doskonałe wymieszanie. Zostaw trochę cebuli na wierzch.

f) Podziel sałatkę do miseczek i wyłóż z większą ilością czerwonej cebuli.

60. Miski warzywne i quinoa

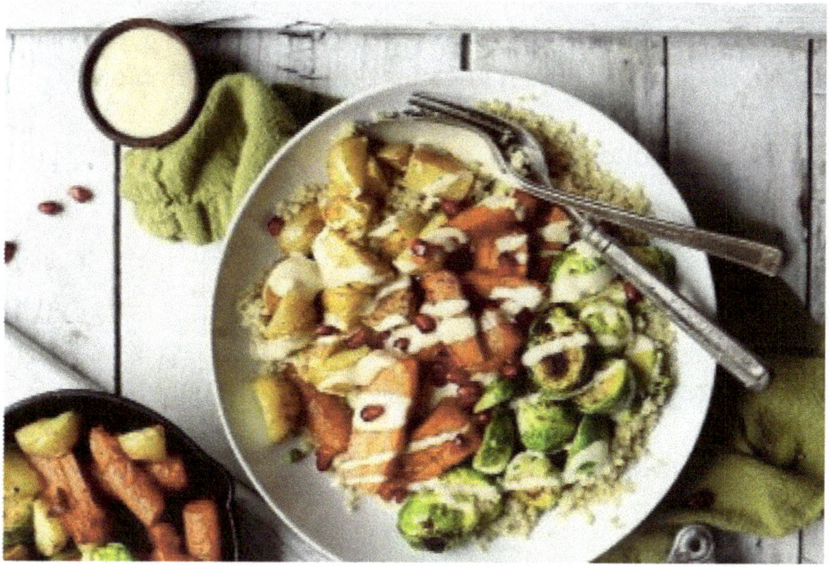

Warzywa:

- 4 średnie całe marchewki .
- 1 1/2 szklanki pokrojonych w ćwiartki żółtych ziemniaków.
- 2 łyżki syropu klonowego.
- 2 łyżki oliwy z oliwek.
- 1 zdrowa szczypta soli morskiej + czarny pieprz.
- 1 łyżka świeżego rozmarynu pokrojonego w plastry.
- 2 szklanki połówki brukselki.

Komosa ryżowa:

- 1 szklanka białej komosy ryżowej dobrze wypłukanej + odsączonej.
- 1 3/4 szklanki wody.
- 1 szczypta soli morskiej.

Sos:

- 1/2 szklanki tahini.
- 1 średnia cytryna, wyciśnięta z soku (wydajność - 3 łyżki stołowe lub 45 ml).
- 2-3 łyżki syropu klonowego.

Do serwowania opcjonalnego:

- Świeże zioła (pietruszka, tymianek itp.).
- Osłonki granatu.

Wskazówki:

a) Rozgrzej piekarnik do 400 stopni F (204° C) i wyłóż blachę do pieczenia papierem do pieczenia

b) Włóż marchewki i ziemniaki do arkusza i skrop połową syropu klonowego, połową oliwy z oliwek, solą, pieprzem i rozmarynem. Rzuć do integracji. Następnie piecz przez 12 minut.

c) W międzyczasie podgrzej patelnię na średnim ogniu. Po podgrzaniu dodaj spłukaną komosę ryżową, aby lekko podsmażyć przed dodaniem wody, aby odparować resztki wilgoci i podkreślić orzechowy smak.

d) Przygotować 2-3 minuty, często mieszając. Dodaj wodę i szczyptę soli. Na koniec przygotuj opatrunek.

e) Aby podać, podziel komosę ryżową i warzywa między miski do serwowania i posyp je obfitym sosem tahini. Wiodący z wybornymi dodatkami, takimi jak oczka granatu lub świeże zioła.

61. Tofu z masłem migdałowym na patelnię

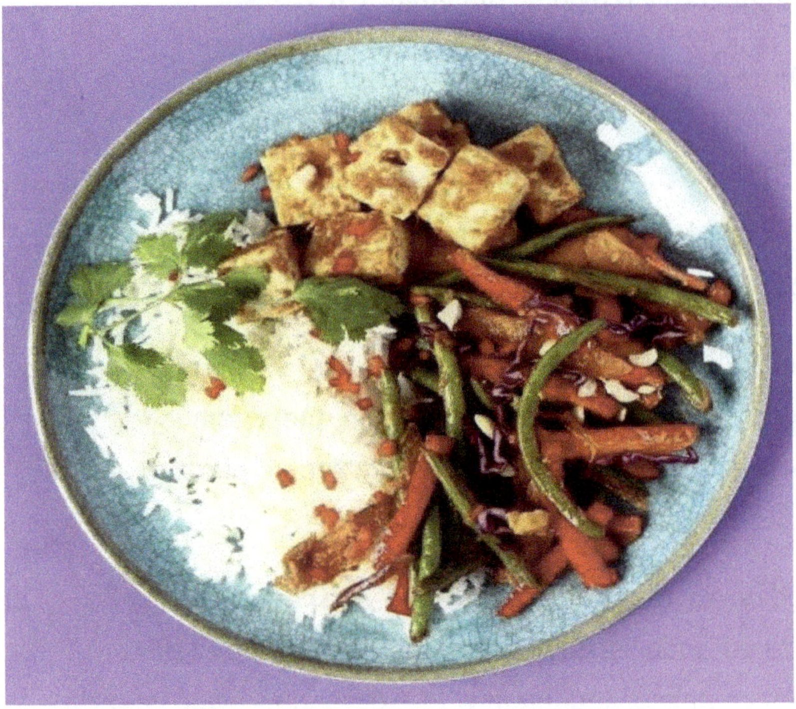

Składniki

- 1 opakowanie 12 uncji dodatkowego firmowego tofu.
- 2 łyżki oleju sezamowego (podzielonego).
- 4 łyżki tamari . o obniżonej zawartości sodu
- 3 łyżki syropu klonowego.
- 2 łyżki masła migdałowego
- 2 łyżki soku z limonki.
- 1-2 łyżeczki sosu chili czosnkowego

Warzywa

- Ryż dziki, ryż biały lub ryż kalafiorowy.

Wskazówki:

a) Gdy piekarnik się nagrzeje, rozwiń tofu i pokrój w drobną kostkę.

b) W międzyczasie do miski do miksowania dodaj połowę oleju sezamowego, tamari, syrop klonowy, masło migdałowe, sok z limonki i sos chili czosnkowy/płatki papryki/tajskie chili. Mieszaj, aby zintegrować.

c) Dodaj upieczone tofu do sosu migdałowo-maślanego tamari i zamarynuj przez 5 minut, czasami mieszając. Im dłużej marynuje, tym bardziej ekstremalny smak, jednak uważam, że wystarczy 5-10 minut.

d) Rozgrzej dużą patelnię na średnim ogniu. Na gorąco dodaj tofu, pozostawiając większość marynaty.

e) Gotuj przez około 5 minut, od czasu do czasu mieszając, aż zrumienią się ze wszystkich stron i lekko skarmelizują. Pozbądź się z patelni i odłóż na bok.

f) Na patelnię dodaj pozostały olej sezamowy z marynaty.

62. Miska Buddy z ciecierzycy z komosy ryżowej

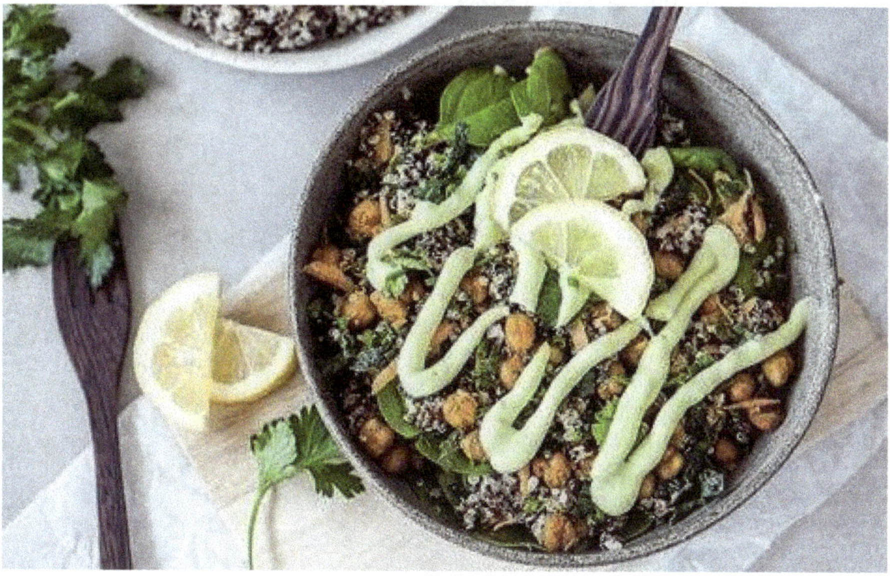

Ciecierzyca:

- 1 szklanka suchej ciecierzycy.
- 1/2 łyżeczki soli morskiej.

Komosa ryżowa:

- 1 łyżka oliwy, oleju z pestek winogron lub awokado (lub kokosowego).
- 1 szklanka białej komosy ryżowej (dobrze wypłukana).
- 1 3/4 szklanki wody.
- 1 zdrowa szczypta soli morskiej.

Jarmuż:

- 1 duże opakowanie jarmużu kręconego

Sos tahini:

- 1/2 szklanki tahini.
- 1/4 łyżeczki soli morskiej.
- 1/4 łyżeczki proszku czosnkowego.
- 1/4 szklanki wody.
- Do serwowania:
- Świeży sok z cytryny.

Wskazówki:

a) Albo moczyć ciecierzycę przez noc w chłodnej wodzie, albo zastosować metodę szybkiego namaczania: Dodaj opłukaną ciecierzycę do dużego garnka i przykryj 2 calami wody. Odcedź, spłucz i dodaj z powrotem do garnka.

b) Aby ugotować namoczoną ciecierzycę, dodaj do dużego garnka i zalej 2 cale wody. Zagotuj na dużym ogniu, następnie zmniejsz ogień do wrzenia, dodaj sól i wymieszaj, gotuj bez przykrycia przez 40 minut - 1 godzinę 20 minut.

c) Spróbuj fasoli po 40 minutach, aby zobaczyć, jak delikatne są. Szukasz po prostu delikatnej fasoli z odrobiną kęsa, a na skórkach zaczną pojawiać się oznaki łuszczenia. Fasolę zaraz po przygotowaniu odsączyć, odstawić i posypać odrobiną soli.

d) Przygotuj dressing, dodając tahini, sól morską i proszek czosnkowy do małej miski i ubijając, aby zmiksować. Następnie dodawaj po trochu wodę, aż utworzy się lejący się sos.

e) Dodaj 1/2 cala wody do średniego rondla i gotuj na średnim ogniu. Natychmiast zdejmij jarmuż z ognia i przełóż do małego naczynia do podania.

63. Seitan parmezan

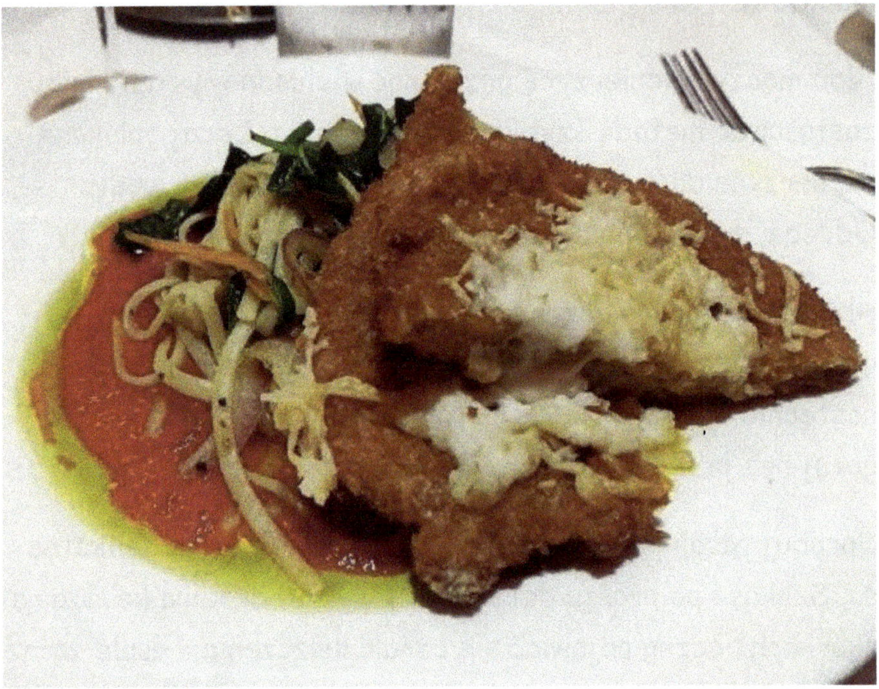

Składniki:

- 6 łyżek kluczowego glutenu pszennego.
- 1/2 łyżeczki cebuli w proszku.
- 1/4 łyżeczki ziół drobiowych.
- 1/4 łyżeczki soli.
- 1 łyżka tahini.
- 5 łyżek wegańskiego bulionu z kurczaka.
- 1 wegański zamiennik jajka.
- 6 łyżek mąki.
- 1/4 łyżeczki cebuli w proszku.
- 1/4 łyżeczki proszku czosnkowego.
- 1/4 łyżeczki soli.
- Makaron z opcją.
- Ulubiony sos do makaronu.
- Ser wegański, do podania.
- 1 duży orzech brazylijski na "Parmezan".

Wskazówki:

a) Wymieszać: 6 łyżek glutenu pszennego, 1/2 łyżeczki cebuli w proszku, 1/4 łyżeczki ziół drobiowych i 1/4 łyżeczki soli.

b) Wymieszaj w różnych miskach: 1 łyżkę tahini i 5 łyżek wegańskiego bulionu z kurczaka lub wody.

c) Połącz linię 1 i 2 aż do uzyskania ciasta seitan. Wyrabiaj ciasto przez minutę.

d) Zalej wodą lub bulionem. Po zakończeniu użyj ręcznika papierowego, aby wypchnąć trochę wody z pasztecika.

e) Zrób wegańskie jajko zgodnie z zaleceniami. Użyj trochę więcej wody, aby zrobić ciasto jajeczne na cieńszej stronie.

f) Zrób mieszankę mąki: 6 łyżek mąki, 1/4 cebuli w proszku, 1/4 proszku czosnku i 1/4 soli.

g) Zanurz pasztecik seitan w mące, następnie wegańskie ciasto jajeczne i jeszcze raz mąkę. Smażyć na wysokim/średnim ogniu na złoty kolor.

h) Podawać z makaronem, sosem i wegańskim serem. W razie potrzeby rozpuść ser wegański w ustawieniu „podpiec". Ostrożnie zetrzyj orzechy brazylijskie na parmezan.

64. Paszteciki z czerwonej soczewicy

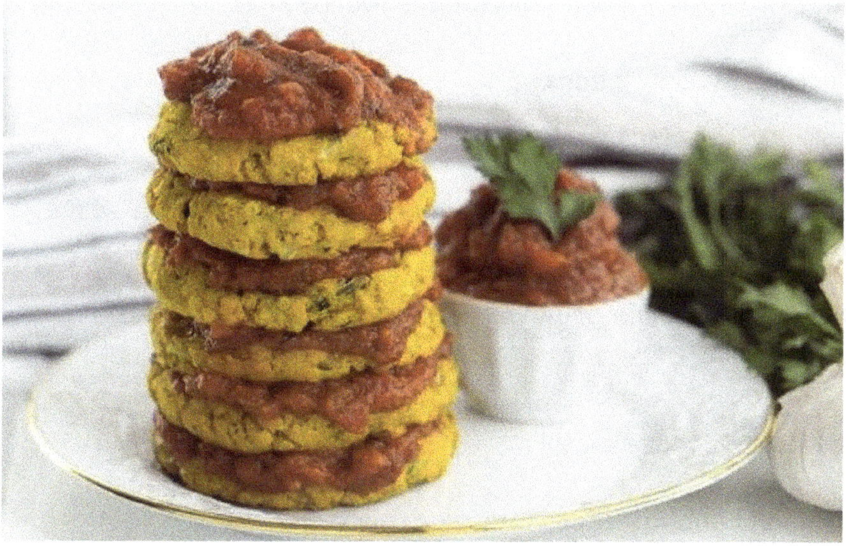

Do sosu pomidorowego:

- 1 puszka 14 uncji posiekanych pomidorów.
- Odrobina syropu z agawy.
- 1 łyżka oleju.
- 1 łyżeczka czerwonego, białego wina.
- Chili, suszone zioła prowansalskie, papryka w proszku do smaku.

Dla kotletów z soczewicy:

- 1 szklanka suchej czerwonej soczewicy.
- 1 1/2 filiżanki plus 3 łyżki wody.
- 1 łyżeczka bulionu warzywnego w proszku.
- 1 łyżeczka kurkumy.
- 1 cebula, pokrojona w kostkę.
- 1 ząbek czosnku, sprasowany.
- 1/2 łyżeczki kminku.
- 1 jajko lniane.
- 2 łyżka natki pietruszki.
- Sól i pieprz do smaku.

- Olej w razie potrzeby.

Aby zrobić sos pomidorowy:

a) Dodaj wszystkie składniki aktywne do garnka i zagotuj. Zminimalizuj ciepło i gotuj przez około 30 minut, okresowo mieszając. Pozbądź się ciepła.

Aby zrobić paszteciki z soczewicy:

b) Połącz soczewicę, wodę, bulion warzywny i kurkumę w garnku i zagotuj. Jeśli to konieczne), zmniejsz ogień i gotuj, aż soczewica zmięknie, a woda zostanie wchłonięta (dodaj więcej wody. Okresowo mieszaj.

c) Z drugiej strony cebulę ugotuj na patelni.

d) Rozgrzej piekarnik do 390° F. Blachę do pieczenia wyłóż papierem do pieczenia i posmaruj olejem.

e) W misce zmieszaj soczewicę, cebulę, czosnek, kminek, jajko lniane, pietruszkę, sól i pieprz. Dobrze wymieszaj i lekko ostudź.

f) Zwilżyć dłonie wodą, uformować pasztecik z soczewicy i wyłożyć na papier do pieczenia. Posmaruj odrobiną oleju.

g) Czerwoną soczewicę piecz około 20-25 minut i podawaj z sosem pomidorowym.

65. Pesto z rukoli i cukinia

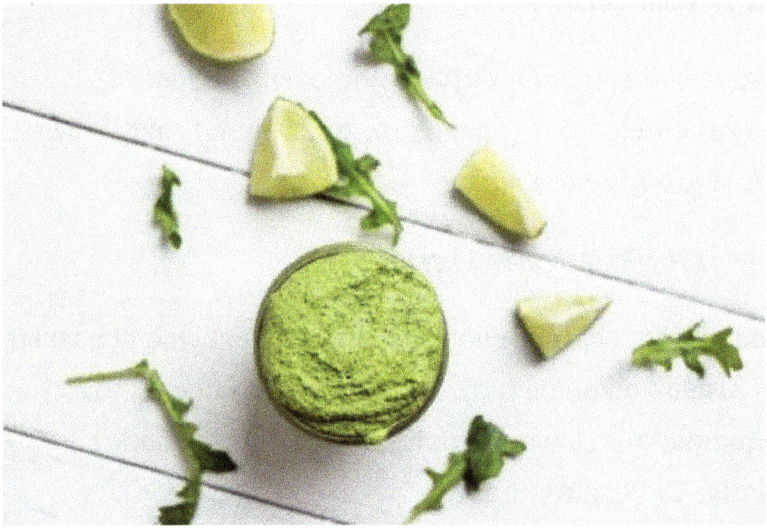

Składniki:

- 2 kromki tostów żytnich
- 1/2 awokado.
- 1/2 dużej cukinii.
- Bukiet rukwi wodnej .
- 1 ząbek czosnku.
- Na pesto z rukoli:
- 2 duże garście rukoli.
- 1 szklanka orzeszków pinii (lub dowolnego orzecha).
- 1 duża garść szpinaku.
- Sok z 1 limonki.
- 1 łyżeczka soli morskiej.
- 3 łyżki oliwy z oliwek.

Wskazówki:

a) Zacznij od zrobienia pesto z rukoli, wkładając wszystkie składniki do młynka i ubijaj, aż pesto stanie się aksamitne i gładkie.

b) Podsmaż cukinię, najpierw pokrój ją na bardzo cienkie poziome kawałki. Na małym rondlu na średnim ogniu rozgrzej grubo pokrojony ząbek czosnku, oliwę z oliwek, posyp solą morską i kilka kropel wody.

c) Jeśli cukinia zacznie wysychać podczas gotowania, dodaj cukinię i smaż przez 7 minut - powoli dodaj wodę.

d) Podpiecz chleb, następnie rozłóż pesto na toście, dodaj cukinię i pokrojone awokado, a następnie poprowadź rzeżuchy!

66. Zapiekanka wegetariańska

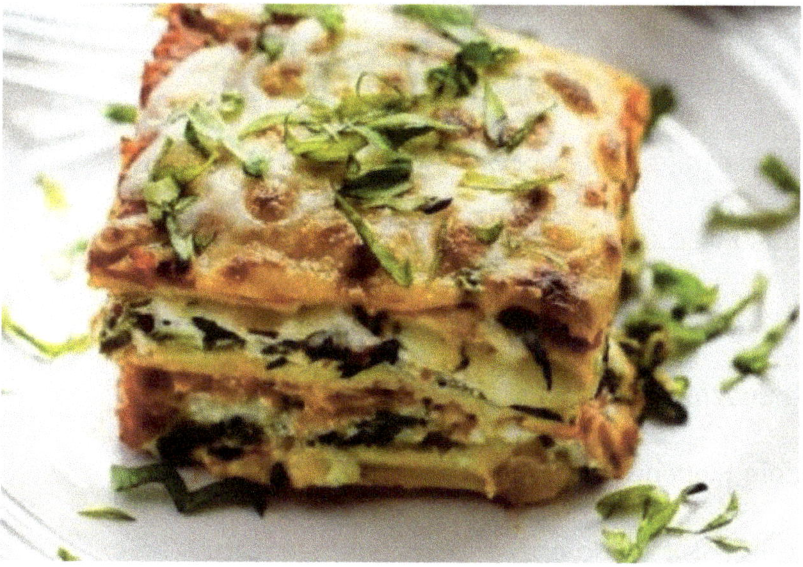

Składniki:

- 1 łyżka oliwy lub oleju rzepakowego.
- 1 cebula, dokładnie pokrojona.
- 3 ząbki czosnku, pokrojone w plastry.
- 1 łyżeczka wędzonej papryki.
- 1/2 łyżeczki mielonego kminku.
- 1 łyżka suszonego tymianku.
- 3 średnie marchewki, pokrojone w plastry.
- 2 średnie pałeczki selera, drobno pokrojone
- 1 czerwona papryka, pokrojona w plastry.
- 1 żółta papryka, pokrojona w plastry.
- Puszka 2 x 400 g pomidorów lub obrane pomidory koktajlowe.
- 1 kostka bulionu warzywnego do 250ml
- 2 cukinie, grubo pokrojone
- 2 gałązki świeżego tymianku.
- 250 g gotowanej soczewicy.

Wskazówki:

a) Podgrzej 1 łyżkę oliwy lub oleju rzepakowego w ogromnym, przytłaczającym naczyniu na bazie. Dodaj 1 drobno pokrojoną cebulę i smaż delikatnie przez 5 - 10 minut, aż zmięknie.

b) Dodaj 3 pokrojone ząbki czosnku, 1 łyżeczkę wędzonej papryki, 1/2 łyżeczki mielonego kminku, 1 łyżkę suszonego tymianku, 3 pokrojone marchewki, 2 drobno pokrojone słupki selera, 1 posiekaną czerwoną paprykę i 1 posiekaną żółtą paprykę i gotuj przez 5 minut.

c) Dodaj dwa 400 g słoiki pomidorów, 250 ml wywaru warzywnego (z 1 garnka), 2 grubo pokrojone cukinie i 2 gałązki młodego tymianku i gotuj przez 20 - 25 minut.

d) Wyjmij gałązki tymianku. Dodaj 250 g ugotowanej soczewicy i przenieś z powrotem do gulaszu. Podawaj z dzikim i białym ryżem basmati, dynią lub komosą ryżową.

67. Pieczona Brukselka

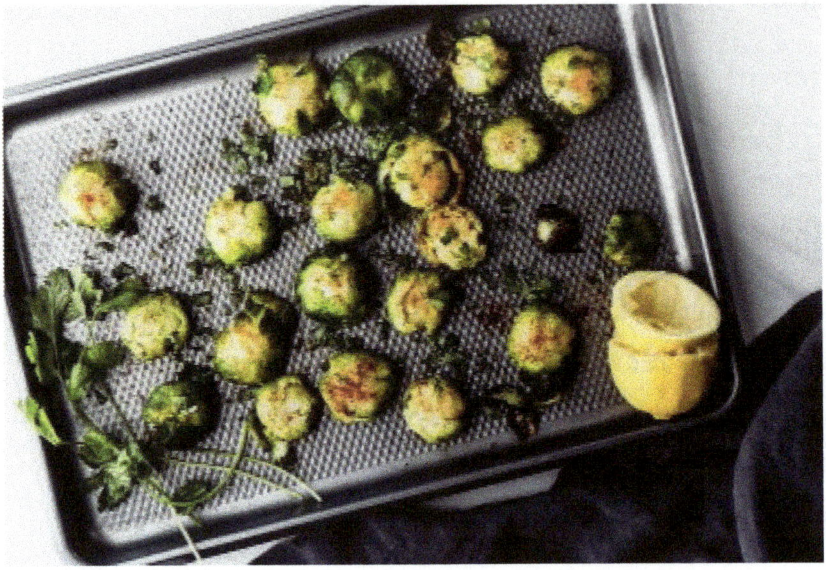

Składniki:

- 1 funt brukselki, pokrojonej na pół.
- 1 szalotka, posiekana.
- 1 łyżka oliwy z oliwek.
- Sól i pieprz do smaku.
- 2 łyżeczki octu balsamicznego.
- 1/4 szklanki nasion granatu.
- 1/4 szklanki sera koziego, pokruszonego.

Wskazówki:

a) Rozgrzej piekarnik do 400 ° C. Posmaruj brukselki olejem. Posyp solą i pieprzem.

b) Przełóż do formy do pieczenia. Piecz w piekarniku przez 20 minut.

c) Skrop octem.

d) Przed podaniem posyp nasionami i serem.

68. Kanapka z awokado z ciecierzycą?

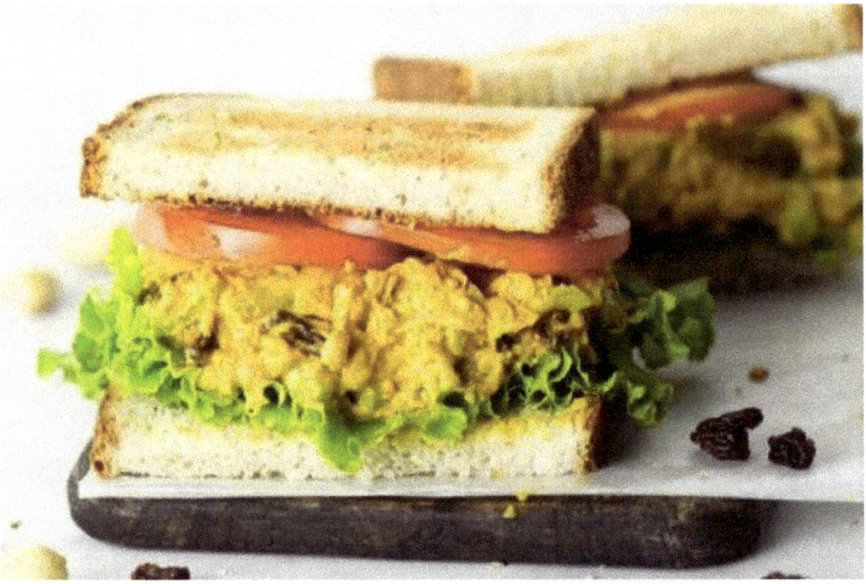

Składniki:

- 1 puszka bez soli ciecierzycy osączono rury i wypłukano.
- 1 duże dojrzałe awokado.
- 1 1/2 łyżki soku z cytryny.
- 1/2 łyżeczki ostrej papryczki chili drobno zmielonej.
- Sól i pieprz.
- 4 kromki pełnoziarnistego chleba wyrosły.
- 1 duży pomidor pokrojony w plasterki.
- 1/2 szklanki słodkich mikrozieleń.
- 1/2 szklanki posiekanej marchewki.
- 1/2 szklanki przygotowanych i posiekanych buraków.

Wskazówki:

a) W misce zetrzyj awokado na gładką masę, dodaj sok z cytryny, ostrą papryczkę chili i ciecierzycę. Dopraw solą i pieprzem.

b) Aby ułożyć kanapkę, ułóż plasterki pomidorów na jednej kromce chleba, dodaj mikrozielone, buraki, sałatkę z ciecierzycy i marchewki. Cieszyć się!

69. Komosa z patelni

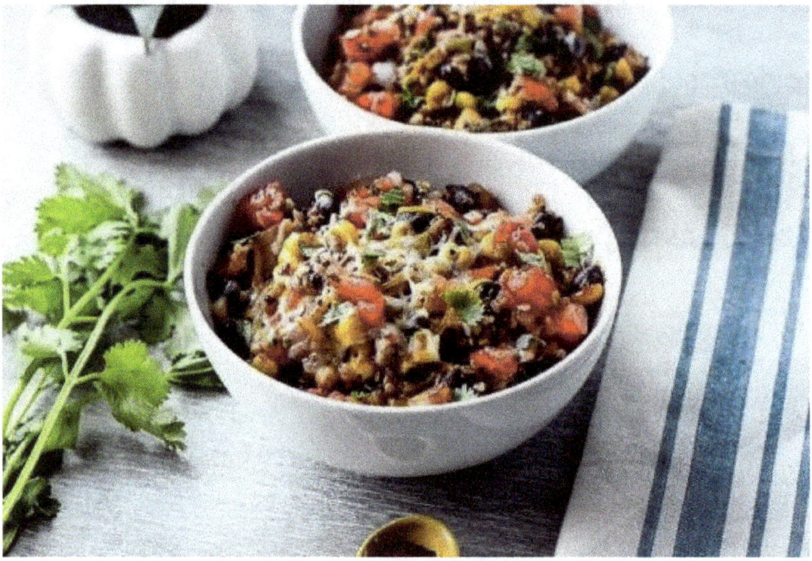

Składniki:

- 1 szklanka słodkiego ziemniaka, pokrojonego w kostkę.
- 1/2 szklanki wody.
- 1 łyżka oliwy z oliwek.
- 1 cebula, posiekana.
- 3 ząbki czosnku, zmielone.
- 1 łyżeczka mielonego kminku.
- 1 łyżeczka mielonej kolendry.
- 1/2 łyżeczki chili w proszku.
- 1/2 łyżeczki suszonego oregano.
- 15 uncji czarnej fasoli, opłukanej i odsączonej.
- 15 uncji pieczonych pomidorów.
- 1 1/4 szklanki bulionu warzywnego.
- 1 szklanka mrożonej kukurydzy 1 szklanka quinoa (niegotowane).
- Sól dla smaku.
- 1/2 szklanki lekkiej kwaśnej śmietany.
- 1/2 szklanki świeżych liści kolendry.

Wskazówki:

a) Dodaj wodę i słodkie ziemniaki na patelnię na średnim ogniu. Doprowadzić do wrzenia.

b) Zmniejsz ogień i gotuj, aż słodki ziemniak będzie miękki.

c) Dodaj olej i cebulę.

d) Gotuj przez 3 minuty. Dodaj czosnek i przyprawy i gotuj przez 1 minutę.

e) Dodaj pozostałe składniki oprócz śmietany i kolendry. Gotuj przez 20 minut.

f) Podawaj ze śmietaną i posyp kolendrą przed podaniem.

70. Kleiste tofu z makaronem

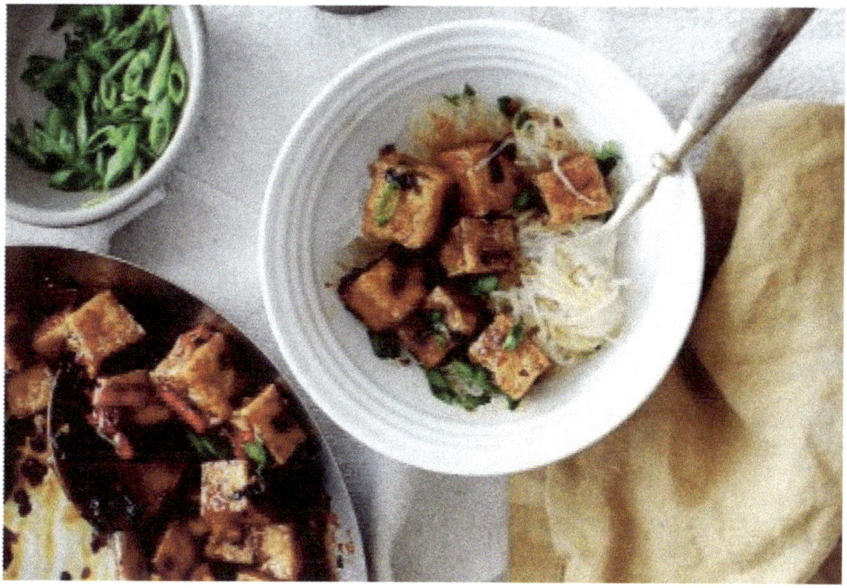

Składniki:

- 1/2 dużego ogórka.
- 100 ml octu ryżowego z czerwonego wina.
- 2 Łyżka złocistego cukru pudru.
- 100 ml oleju warzywnego.
- Opakowanie 200 g firmowego tofu, pokrojonego w 3cm kostkę.
- 2 łyżki syropu klonowego.
- 4 Łyżka brązowej lub białej pasty miso.
- 30 g białego sezamu.
- 250 g suszonego makaronu soba.
- 2 dymki, posiekane, do podania.

Wskazówki:

a) Za pomocą obieraczki odetnij z ogórka cienkie wstążki, pozostawiając nasiona. Włóż wstążki do miski i odstaw na bok. Delikatnie podgrzej ocet, cukier, 1/4 łyżeczki soli i 100ml wody na rondlu na średnim ogniu przez 3-5 minut, aż cukier się rozpłynie, a następnie zalej ogórki i odstaw do lodówki, aby przygotować tofu .

b) Podgrzej wszystko oprócz 1 łyżki oleju na dużej, nieprzywierającej patelni na średnim ogniu, aż bąbelki zaczną wypływać na powierzchnię. Dodaj tofu i smaż przez 7-10 minut.

c) W małej miseczce wymieszaj miód i miso. Rozłóż nasiona sezamu na talerzu. Smażone tofu posmaruj lepkim sosem miodowym i odłóż resztki. Obtocz tofu równomiernie w nasionach, posyp odrobiną soli i odstaw w ciepłe miejsce.

d) Przygotuj makaron i wymieszaj z resztą oleju, pozostałym sosem i 1 łyżką płynu do kiszenia ogórków. Gotuj przez 3 minuty, aż się rozgrzeje.

71. Wegańskie tofu teriyaki z grilla

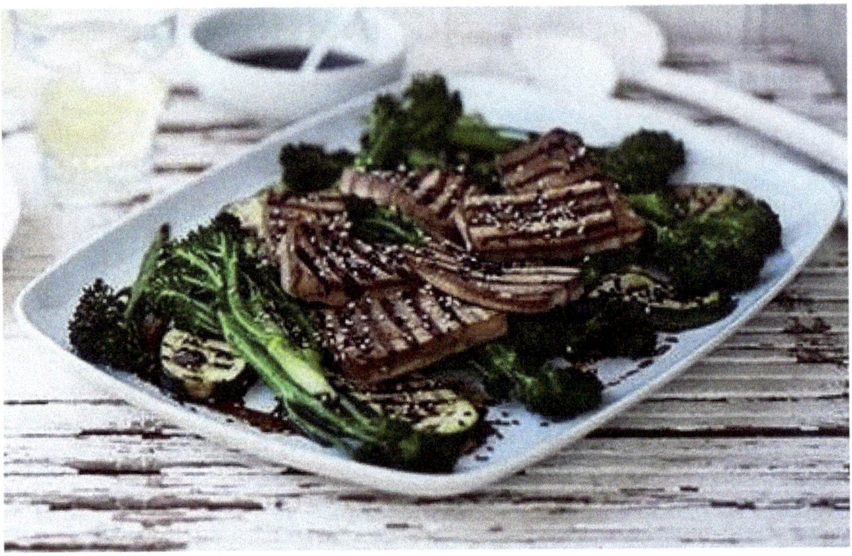

Składniki:

- 4 łyżki sosu sojowego o niskiej zawartości soli.
- 2 łyżki miękkiego brązowego cukru.
- Uszczypnij mielony imbir.
- 2 łyżki mirinu.
- 3 łyżeczki oleju sezamowego.
- 350 g bloku bardzo twardego tofu (patrz wskazówka poniżej) pokrojonego w grube plastry.
- 1/2 łyżki oleju rzepakowego.
- 2 cukinie, pokrojone poziomo w paski.
- 200 g delikatnych brokułów łodygowych.
- Sezam biały i czarny do podania.

Wskazówki:

a) Wymieszaj sos sojowy, miękki brązowy cukier, imbir i mirin z 1 łyżeczką oleju sezamowego i posmaruj nim kawałki tofu. Włóż je do dużego, płytkiego posiłku i pokryj pozostałą marynatą. Schłodź przez co najmniej 1 godz.

b) Rozgrzej grilla, aż węgle zaczną świecić na biało lub podgrzej patelnię grillową. Wymieszaj olej sezamowy z olejem rzepakowym i posmaruj plastry cukinii i brokułów.

Grilluj (lub smaż na patelni) je na węglach przez 7-10 minut lub do momentu, aż zaczną boleć, a następnie zachowaj i ogrzej.

c) Grilluj kawałki tofu z obu stron na węglach przez 5 minut (lub użyj patelni), aż staną się brązowe i chrupiące na brzegach. Podawaj tofu na warstwie warzyw z marynatą i posyp sezamem.

72. Kiełki z zieloną fasolką

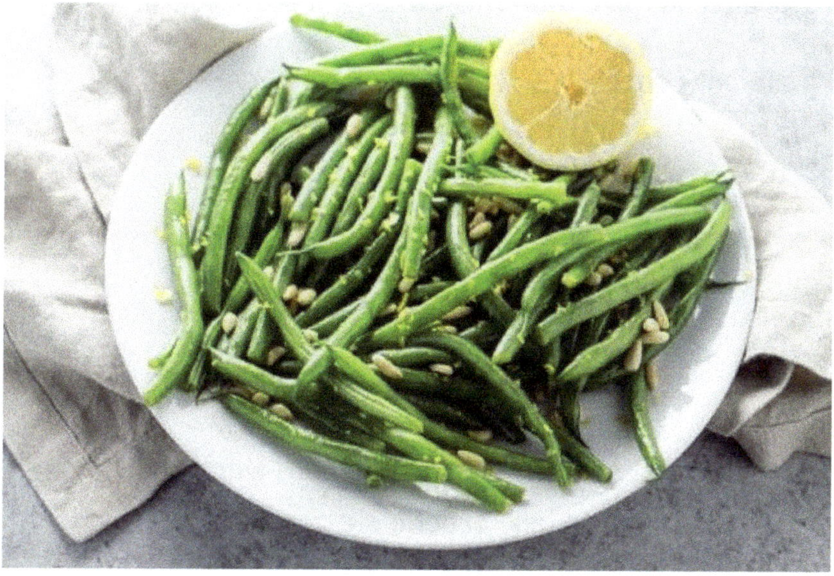

Składniki:

- 600 g brukselki, pokrojonej w ćwiartki i pokrojonej.
- 600 g zielonej fasoli.
- 1 łyżka oliwy z oliwek.
- Skórka i sok z 1 cytryny.
- 4 łyżki prażonych orzeszków pinii.

Wskazówki:

a) Gotuj przez kilka sekund, następnie dodaj warzywa i smaż przez 3-4 minuty, aż kiełki trochę się zarumienią.

b) Dodaj wyciśnięty sok z cytryny oraz sól i pieprz do smaku.

73. Tofu w panierce z rzodkiewką

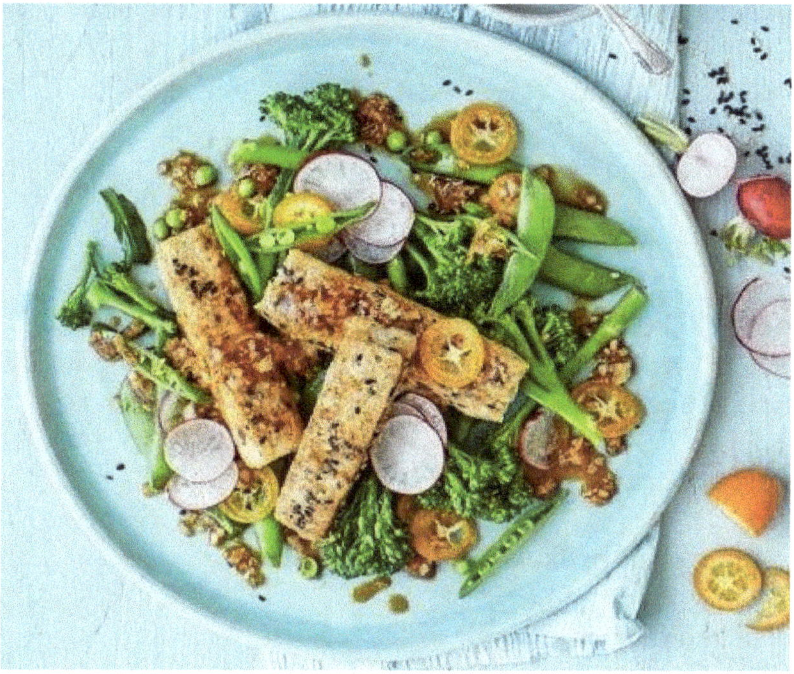

Składniki:

- 200 g twardego tofu.
- 2 łyżki nasion sezamu.
- 1 łyżka japońskiego togarashi shichimi.
- Mieszanka przypraw.
- 1/2 łyżki mąki kukurydzianej.
- 1 łyżka oleju sezamowego.
- 1 łyżka oleju warzywnego.
- 200 g delikatnych brokułów łodygowych.
- 100 g groszku cukrowego.
- 4 rzodkiewki, bardzo drobno pokrojone.
- 2 dymki, dokładnie pokrojone.
- 3 kumkwaty, bardzo drobno pokrojone.
- Do opatrunku
- 2 łyżki japońskiego sosu sojowego o niskiej zawartości soli.
- 2 łyżki soku yuzu (lub 1 łyżka każdego soku z limonki i grejpfruta).
- 1 łyżeczka złotego cukru pudru.

- 1 mała szalotka, pokrojona w drobną kostkę.
- 1 łyżeczka startego imbiru.

Wskazówki:

a) Pokrój tofu na pół, przykryj papierem kuchennym i połóż na talerzu. Na wierzch połóż ciężką patelnię, aby wycisnąć z niej wodę.

b) W misce wymieszaj sezam, mieszankę przypraw japońskich i mąkę kukurydzianą. Spryskaj tofu, aż będzie dobrze ułożony. Odłożyć na bok.

c) W małej miseczce wymieszaj składniki dressingu. Zagotuj wodę w garnku na warzywa i podgrzej oba oleje na dużej patelni.

d) Gdy patelnia będzie bardzo gorąca, dodaj tofu i smaż przez 1 minutę z każdej strony, aż ładnie się zrumieni.

e) Gdy woda się zagotuje, przygotuj brokuły i groszek cukrowy przez 2-3 minuty.

74. Lasagne z soczewicy

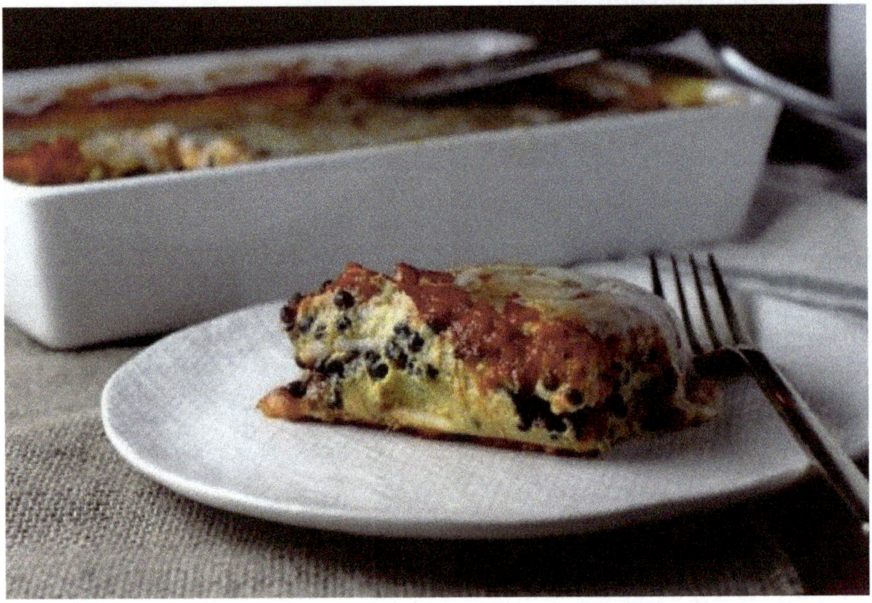

Składniki:

- 1 łyżka oliwy z oliwek.
- 1 cebula, posiekana.
- 1 marchewka, pokrojona w plastry.
- 1 posiekany seler naciowy.
- 1 ząbek czosnku, zgnieciony.
- 2 x 400 g puszki soczewicy, odsączone, wypłukane.
- 1 łyżka mąki kukurydzianej.
- 400 g puszki pokrojonego pomidora.
- 1 łyżeczka ketchupu grzybowego.
- 1 łyżeczka pokrojonego oregano (lub 1 łyżeczka suszona).
- 1 łyżeczka bulionu warzywnego w proszku.
- 2 główki kalafiora, połamane na różyczki.
- 2 Łyżka niesłodzonego mleka sojowego.
- Szczypta świeżo startej gałki muszkatołowej.
- 9 suszonych płatków lasagne bez jajek.

Wskazówki:

a) Rozgrzej olej na patelni, dodaj marchewkę, seler i cebulę i ostrożnie przygotuj przez 10-15 minut, aż będą miękkie. Dodaj czosnek, gotuj przez kilka minut, następnie wymieszaj soczewicę i mąkę kukurydzianą.

b) Dodaj pomidory plus puszkę pełną wody, kocimiętkę z grzybami, oregano, bulion w proszku i trochę przypraw. Dusić przez 15 minut, od czasu do czasu mieszając.

c) Kalafior gotuj w garnku z wrzącą wodą przez 10 minut lub do miękkości. Odcedź rury, a następnie zmiksuj z mlekiem sojowym za pomocą ręcznego blendera lub młynka do żywności. Dobrze dopraw i dodaj gałkę muszkatołową.

d) Dodaj kolejną trzecią część mieszanki z soczewicy, a następnie rozłóż na wierzchu jedną trzecią purée z kalafiora, a następnie warstwę makaronu. Na wierzch dodaj ostatnią jedną część soczewicy i lasagne, a następnie resztę purée.

e) Luźno przykryj folią i piecz przez 35-45 minut, usuwając folię na ostatnie 10 minut gotowania.

75. Klopsiki z soczewicy

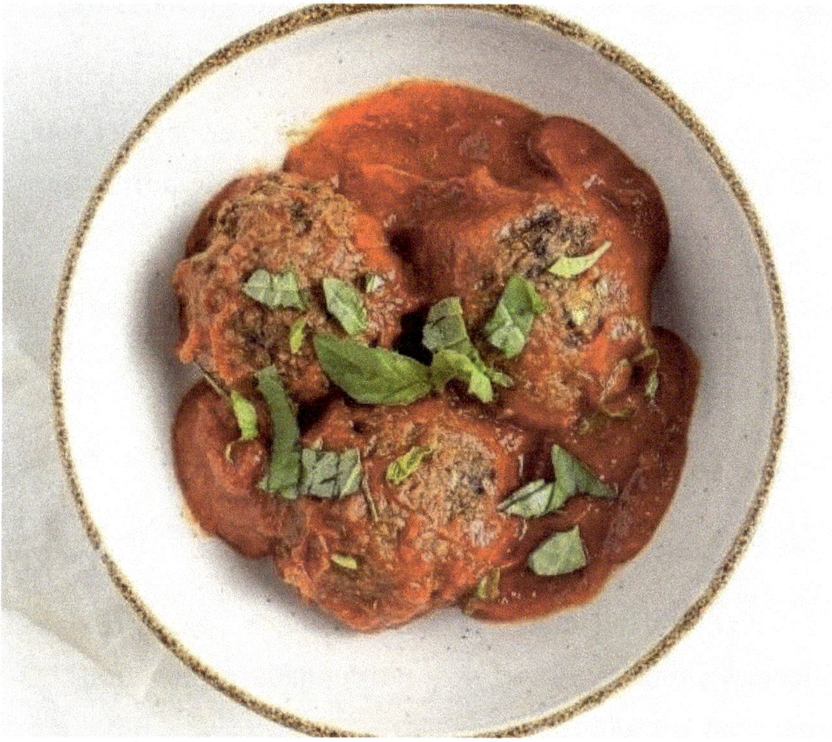

Na klopsiki:

- 3/4 szklanki suszonej brązowej i zielonej lub francuskiej soczewicy.
- 1 1/2 szklanki bulionu warzywnego o niskiej zawartości sodu - lub bulionu z kurczaka, plus dodatkowe w razie potrzeby.
- 2 łyżeczki oliwy z oliwek.
- 1/2 szklanki pokrojonej w kostkę żółtej cebuli - około 1/2 średniej cebuli.
- 1 szklanka posiekanej marchewki.
- 2 ząbki czosnku - zmielone (około 2 łyżeczki).
- 1/2 szklanki staromodnego płatka owsianego - lub szybko gotującego się owsa, nie używaj natychmiastowego lub pokrojonego w stal.
- 1/4 szklanki posiekanej świeżej włoskiej pietruszki.
- 1 1/2 łyżki pasty pomidorowej.
- 1 łyżeczka suszonego oregano.
- 1/2 łyżeczki soli koszernej.
- 1/4 łyżeczki czarnego pieprzu.
- 1 duże jajko.

a) Przygotuj cały makaron pszenny makaron z cukinią lub makaron ze słodkich ziemniaków..

b) Wypłukaną soczewicę wrzuć do średniego rondla z warzywnym bulionem.

c) Cebulę, czosnek i marchew gotujemy na oleju.

d) Kilka razy zmiel owies i pietruszkę, aby rozpocząć rozdrabnianie owsa. Dodaj przygotowaną soczewicę, mieszankę cebuli, koncentrat pomidorowy, oregano, sól i pieprz, a następnie wbij jajko. Pulsuj jeszcze kilka razy, aż mieszanka zostanie zintegrowana, ale soczewica nadal ma pewną teksturę.

e) Rozwałkuj mieszankę soczewicy w kulki o średnicy około 1 1/2 cala, mniej więcej wielkości piłki golfowej. Gotuj przez 10 minut.

76. Medaliony wieprzowe z orzechami laskowymi

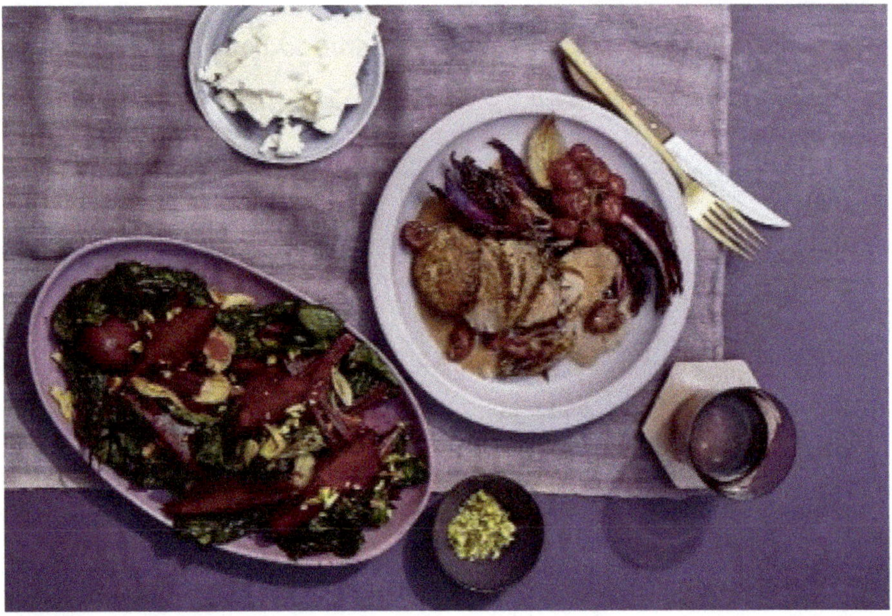

Składniki

- 10 uncji polędwicy wieprzowej, pokrojonej w $\frac{1}{2}$-calowe krążki
- 1 łyżeczka musztardy dijon
- $\frac{1}{2}$ szklanki drobno posiekanych orzechów laskowych
- 2 łyżki posiekanej świeżej bazylii
- Sól i świeżo zmielony czarny pieprz do smaku
- 2 łyżki oliwy z oliwek
- 1 szklanka bulionu z kurczaka o niskiej zawartości sodu
- $\frac{1}{4}$ szklanki pół i pół śmietany
- 1 szklanka pokrojonych buraków, odsączonych

a) Za pomocą młotka lub tłuczka do mięsa wbij każdą wieprzowinę między arkusze papieru woskowanego do grubości $\frac{1}{4}$ cala. W misce wymieszaj musztardę, orzechy laskowe, bazylię oraz sól i pieprz.

b) Zanurz medaliony wieprzowe w mieszance musztardowej i odłóż na bok. Podgrzej suchą patelnię przez 2 minuty, następnie dodaj olej i podgrzewaj na średnim ogniu przez 1 minutę. Dodaj wytarte medaliony wieprzowe i smaż przez 30 sekund do 1 minuty z każdej strony, aż orzechy lekko się zrumienią (wieprzowina skończy się gotować w sosie).

c) Zdejmij medaliony z patelni i trzymaj w cieple. Dodaj bulion na patelnię i zeszklij, zeskrobując wszystkie brązowe kawałki, które przywarły do dna. Dodaj śmietanę i gotuj jeszcze przez 3 minuty. Włóż medaliony do sosu i gotuj jeszcze przez 2 minuty.

d) Ułóż plastry buraka na dwóch talerzach. Umieść każdy medalion na plasterku buraka i podawaj od razu.

77. Kotlety schabowe ze smakiem

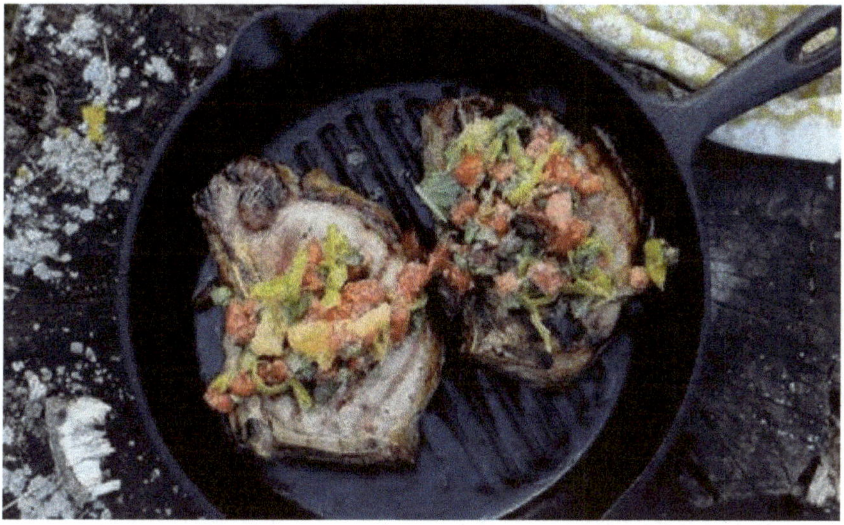

SMAKOWAĆ

- $\frac{1}{4}$ szklanki posiekanych pomidorów śliwkowych
- $\frac{1}{4}$ szklanki posiekanej czerwonej cebuli
- 2 łyżki octu z czerwonego wina
- 2 łyżki oliwy z oliwek z pierwszego tłoczenia
- 1 ząbek czosnku, posiekany
- 2 łyżki posiekanej świeżej bazylii
- 1 łyżeczka suszonego oregano
- $\frac{1}{2}$ łyżeczki soli
- Świeżo zmielony czarny pieprz do smaku

MARYNATA

- 2 łyżki octu z czerwonego wina
- 2 łyżki oliwy z oliwek
- 1 ząbek czosnku, posiekany
- Dwa 10-uncjowe, grubo krojone kotlety wieprzowe
- Sól i świeżo zmielony czarny pieprz do smaku
- 2 łyżki oleju roślinnego posiekanej świeżej natki pietruszki
- Świeże loki z parmezanem do dekoracji

a) Wrzuć składniki do małej miski. Odłóż ją na bok.

b) W płytkim naczyniu do pieczenia ubić masę marynaty. Kotlety schabowe umieścić w marynacie, obracając, aby obtoczyć z obu stron i odstawić na 10 minut. Teraz wyjmij kotlety z marynaty i odsącz nadmiar. Obficie posolić i popieprzyć kotlety.

c) Rozgrzej suchą żeliwną patelnię przez 3 minuty na dużym ogniu. Dodaj olej roślinny i podgrzewaj jeszcze przez 1 minutę. Umieść kotlety w rozgrzanym oleju i smaż na średnio wysmażone, 3 do 4 minut z każdej strony lub do pożądanego stopnia wysmażenia.

d) Kotlety ułożyć na talerzu, posypać smakiem, posiekaną natką pietruszki i lokami z parmezanu. Podawaj od razu.

78. Wieprzowina z dynią spaghetti

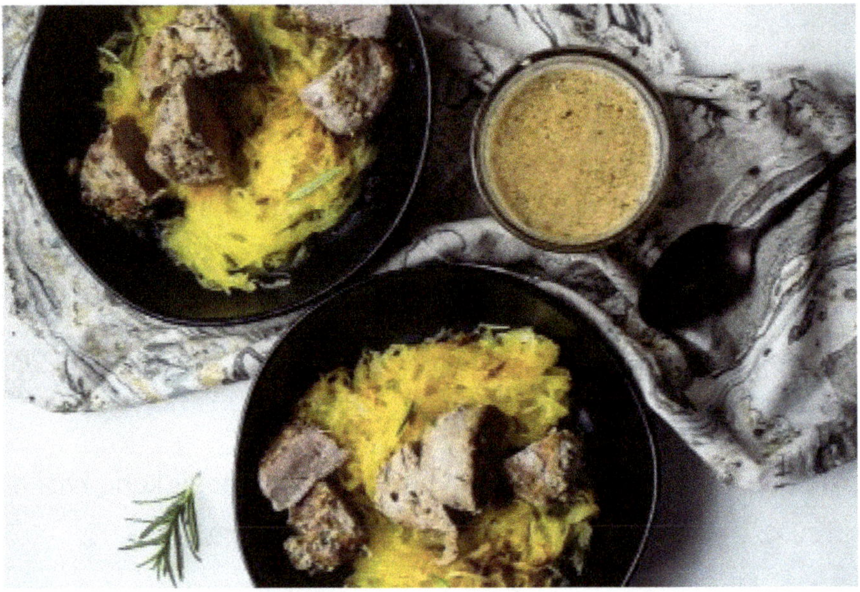

Składniki

- 1 łyżeczka oliwy z oliwek
- 12 uncji polędwicy wieprzowej, pokrojonej w medaliony o grubości 1 cala
- $\frac{1}{2}$ łyżeczki soli koszernej
- $\frac{1}{4}$ łyżeczki świeżo zmielonego czarnego pieprzu
- 1 łyżka mielonej szalotki
- 1 szklanka wytrawnego czerwonego wina
- $\frac{1}{4}$ łyżeczki mąki kukurydzianej
- starta skórka z $\frac{1}{2}$ cytryny plus 2 łyżeczki świeżego soku z cytryny
- 1 łyżka galaretki owocowej (bez dodatku cukru) z czerwonej porzeczki
- 1 łyżeczka musztardy Dijon
- 2 szklanki pieczonej dyni spaghetti

a) Rozgrzej dużą patelnię na średnim ogniu, a następnie pokryj ją olejem. W międzyczasie wysusz kawałki wieprzowiny na ręcznikach papierowych i dopraw solą i pieprzem. Smaż, aż będzie chrupiąca i przyrumieniona na zewnątrz, a nie różowa w środku, 3 do 4 minut z każdej strony. Przełóż na podgrzane talerze obiadowe i odstaw.

b) Dodaj szalotki na patelnię i gotuj około 30 sekund. Dodaj wino, zagotuj i zmniejsz do około $\frac{1}{4}$ szklanki, około 5 minut. Rozpuść skrobię kukurydzianą w soku z cytryny i wymieszaj z sosem. Gotuj, mieszając, aż sos będzie gęsty i satynowy. Zdjąć z ognia i dodać galaretkę i musztardę. Skosztuj i dopraw przyprawy solą i pieprzem.

c) Aby podać, na każdym talerzu ułóż gniazdo pieczonej dyni spaghetti i posyp medalionami wieprzowymi i sosem.

79. Pikantny falafel z komosy ryżowej

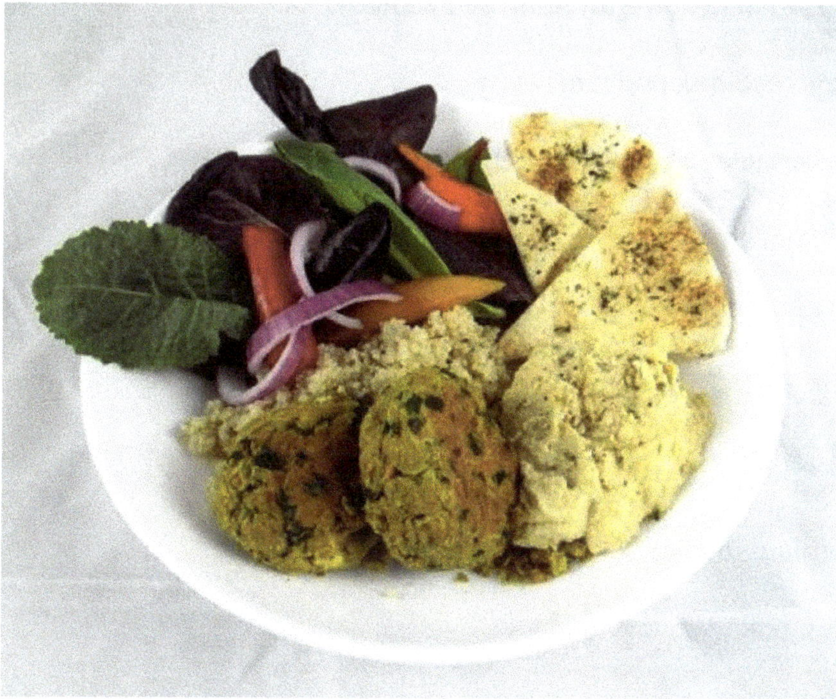

Składniki:

- 1 szklanka gotowanej komosy ryżowej.
- 1 Czy fasola garbanzo.
- Połowa małej czerwonej cebuli.
- 1 łyżka Tahini.
- 2 łyżeczki kminku w proszku.
- 1 łyżeczka sproszkowanej kolendry.
- 1/4 szklanki posiekanej natki pietruszki.
- 3 ząbki czosnku.
- Sok z połowy cytryny.
- 1 łyżka oleju kokosowego.
- 1 łyżka tamari (sos sojowy GF).
- 1/2 - 1 łyżeczka płatków chili.
- Przygotowanie soli morskiej.

Wskazówki:

a) Wrzuć fasolę garbanzo, czerwoną cebulę, czosnek, tahini, płatki chili, kminek, kolendrę, sok z cytryny i sól do młynka do żywności i pulsuj z przerwami przez 15 sekund, aby rozłożyć fasolę. t puree je.

b) Rozwałkuj miksturę rękoma w małe kulki (po około 2 łyżki ciasta na każdą) i wyłóż na blachę do pieczenia.

c) Włóż je do lodówki na 1 godzinę.

d) Posyp odrobiną mąki z obu stron.

e) Rozgrzej olej kokosowy na dużej patelni na średnim ogniu.

f) Dodaj kulki falafel i gotuj 3-5 minut z każdej strony.

80. Galette z dyni piżmowej

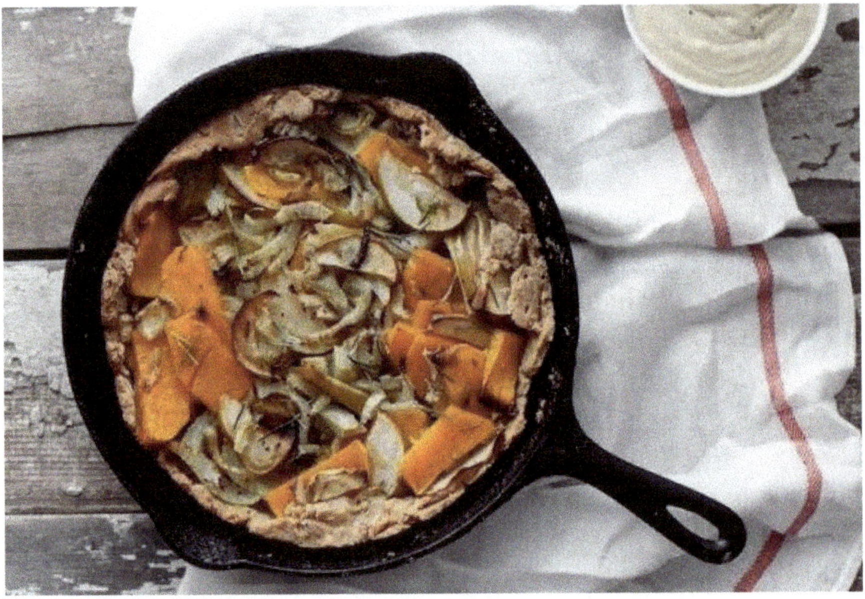

Składniki:

- 1 1/2 szklanki mąki orkiszowej.
- 6-8 liści szałwii.
- 1/4 szklanki zimnej wody.
- 6 łyżek oleju kokosowego.
- Sól morska.
- Do nadzienia:
- 1 łyżka oliwy z oliwek.
- 1/4 czerwonej cebuli, pokrojonej w cienkie plasterki.
- 1 łyżka liści szałwii.
- 1/2 czerwonego jabłka, bardzo drobno pokrojonego.
- 1/4 dyni piżmowej, bez skóry i bardzo drobno pokrojonej.
- 1 łyżka oleju kokosowego, podzielona i zarezerwowana na polewę.
- 2 łyżki szałwii, zarezerwowanej na polewę.
- Sól morska.

Wskazówki:

a) Rozgrzej piekarnik do 350 ° F.

b) Skórkę przygotuj, dodając do młynka mąkę, sól morską i liście szałwii. Stopniowo dodawaj olej kokosowy i wodę i regularnie pulsuj, delikatnie mieszając się z mąką. Impuls wystarczy tylko do momentu, gdy komponenty zintegrują się ze sobą, około 30 sekund.

c) W międzyczasie przygotuj nadzienie. Na małym rondlu na średnim ogniu rozgrzej oliwę z oliwek. Dodaj do cebuli szczyptę soli, jedną łyżeczkę liści szałwii i smaż przez około 5 minut. Odłóż to na bok, rozwałkowując ciasto w okrąg o grubości około 1/4 cala.

d) Wymieszaj dynię i jabłka w małej miseczce ze skropioną oliwą z oliwek i solą morską. Dodaj dynię piżmową i plasterki jabłka na wierzch cebuli (po prostu tak, jak widać na obrazku).

e) Delikatnie złóż krawędzie skórki na wierzchu zewnętrznych boków kabaczka.

f) Umieść małe kawałki oleju kokosowego na wierzchu galette razem z liśćmi szałwii i piecz w piekarniku przez 20-25 minut lub do momentu, aż skórka będzie łuszcząca się, a dynia będzie gotowana.

81. Quinoa z pastą curry

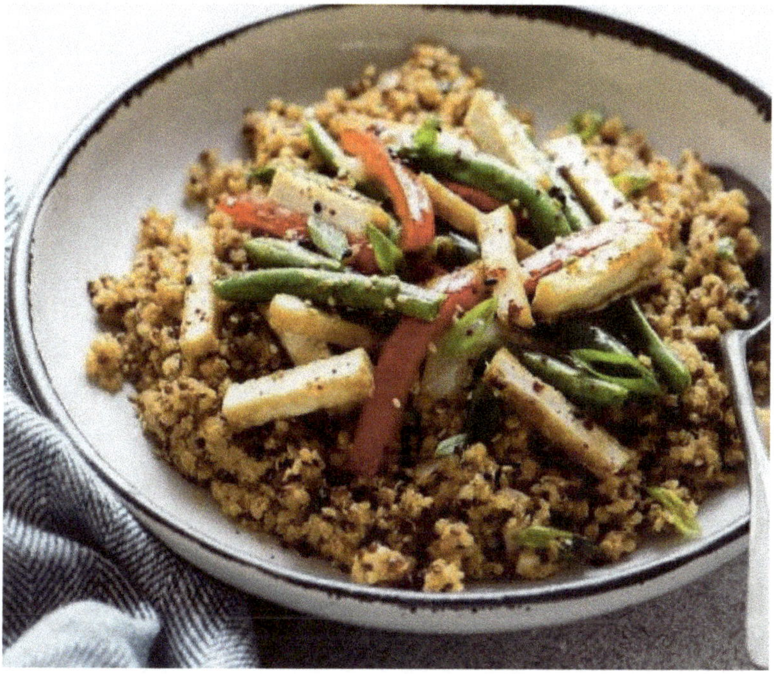

Składniki

- 2 łyżki łodygi świeżej kolendry.
- 2 małe garście świeżych liści kolendry.
- 6 ząbków czosnku.
- 1 łyżka sproszkowanej kolendry.
- 1/2 łyżki sproszkowanego kminku.
- 2,5 cm kawałka imbiru (bez skórki).
- Sok z 1 limonki.
- 1 łodyga trawy cytrynowej
- 1/2 szklanki szalotki lub białej cebuli.
- 1 łyżeczka płatków chili.
- Sól morska.
- zielone curry

Wskazówki:

a) Zacznij od zrobienia pasty curry, po prostu mieszając wszystko w młynku spożywczym, aż zostanie dobrze wymieszana i zmielona na pastę.

b) Teraz na curry - na średnim/dużym ogniu podgrzej olej kokosowy i cebulę przez 5 minut. Dodaj wszystkie warzywa, cukier kokosowy, pastę curry i 1/4 szklanki wody i gotuj pod przykryciem przez około 10 minut.

c) Stopniowo dodawaj więcej wody, aby warzywa się nie przypaliły. Jak tylko warzywa się ugotują, dodaj mleko kokosowe i 1 szklankę wody i gotuj przez kolejne 10 minut, aż warzywa będą całkowicie ugotowane. Wymieszaj świeży sok z limonki, dodatkowe liście kolendry i przełóż brązowy ryż lub komosę ryżową!

82. Pieczony boczek z wędzonej marchwi

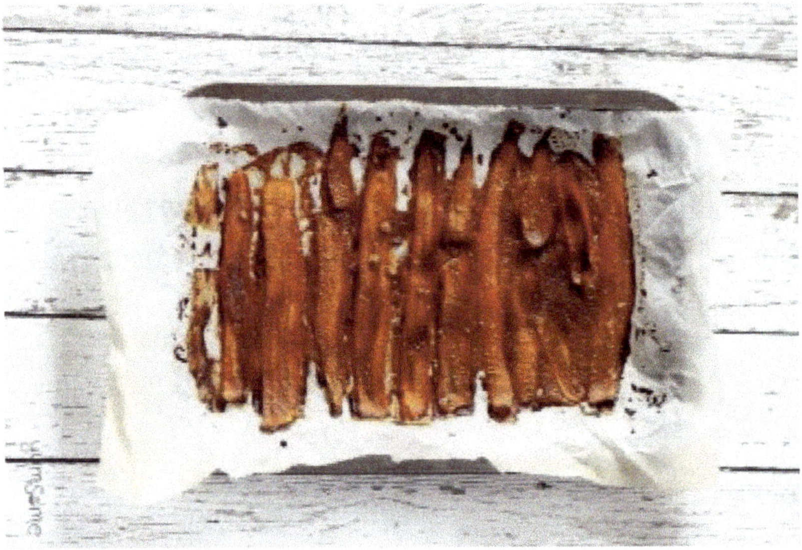

Składniki:

- 3 duże marchewki.
- 2 łyżki oleju rzepakowego.
- 1 łyżeczka proszku czosnkowego.
- 1 łyżeczka wędzonej papryki.
- 1 łyżeczka soli.

Wskazówki:

a) Umyj marchewkę (bez konieczności obierania) i pokrój wzdłuż, używając mandoliny. Połóż paski marchewki na blasze wyłożonej papierem do pieczenia. Rozgrzej piekarnik do 320° C. Wymieszaj pozostałe składniki w małej misce, a następnie posmaruj paski marchewki z obu stron.

b) Wstawiamy do piekarnika na 15 minut lub gdy paski marchewki się pofalują.

83. Łosoś na spaghetti dyni

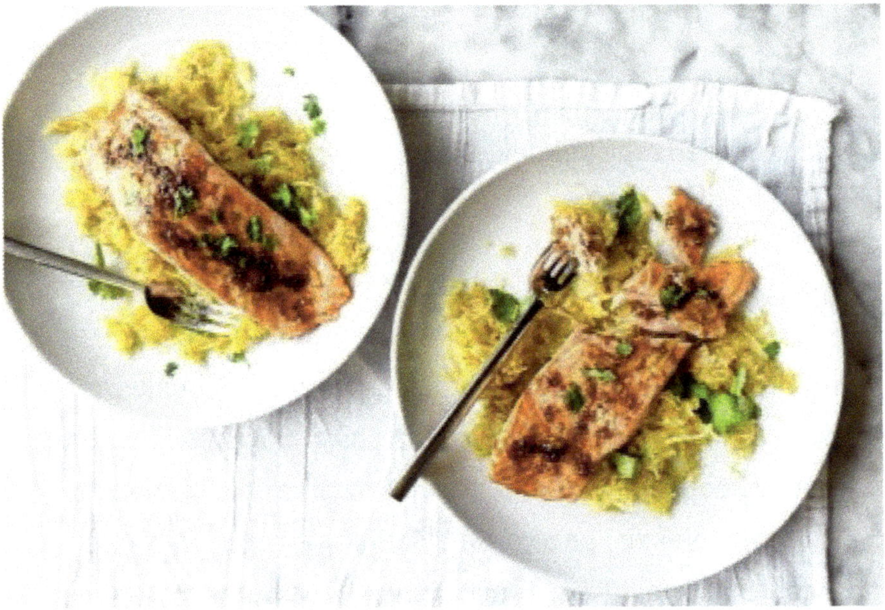

Składniki

- ½ łyżeczki pięciu przypraw w proszku
- 1 łyżeczka startej skórki z pomarańczy
- ½ łyżeczki cukru
- ¼ łyżeczki koszernej soli
- ½ łyżeczki świeżo zmielonego czarnego pieprzu
- Dwa 6-uncjowe filety z łososia
- 2 łyżeczki musztardy Dijon
- 1 łyżka oleju arachidowego
- 2 szklanki pieczonej dyni spaghetti
- 2 łyżki mielonej świeżej kolendry

a) W małej miseczce wymieszaj proszek pięciu przypraw ze skórką pomarańczową, cukrem, solą i pieprzem. Wcieraj w obie strony filetów na papierze woskowanym. Posmaruj filety musztardą.

b) Rozgrzej dużą patelnię na średnim ogniu, a następnie pokryj spód olejem. Smaż filety na patelni, obracając tylko raz, aż będą chrupiące i zrumienione na zewnątrz, łącznie przez 5 do 8 minut.

c) W międzyczasie podziel kabaczek między dwa podgrzane talerze obiadowe. Na wierzchu połóż filety rybne i udekoruj kolendrą.

84. Gotowany łosoś z porem

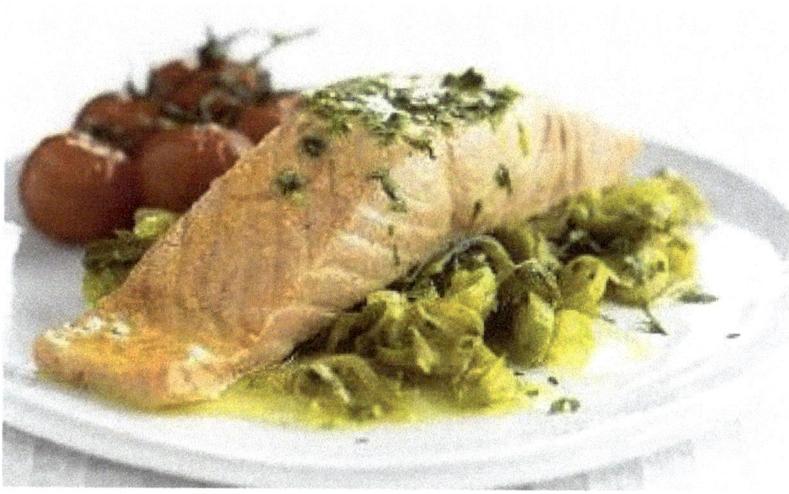

Składniki

- 4 szklanki (dwie puszki $15\frac{1}{2}$ uncji) niskosodowego bulionu z kurczaka
- 1 szklanka wody
- 3 łyżki ziół prowansalskich
- 1 średni por, pokrojony na ćwiartki i oczyszczony (patrz uwaga)
- Dwa 6-uncjowe filety z łososia
- 2 łyżki niesolonego masła $\frac{1}{4}$ szklanki ciężkiej śmietany

a) Na dużej patelni z ciasno dopasowaną pokrywką wymieszaj bulion z kurczaka, wodę i zioła prowansalskie. Doprowadź do wrzenia na dużym ogniu, przykryj, a następnie zmniejsz ogień do średniego. Dodaj pory i gotuj przez 7 do 10 minut.

b) Umieść filety z łososia na wierzchu pora, skórą do dołu, przykryj i gotuj przez 4 do 5 minut, aż łosoś zmętnieje. Łyżką cedzakową lub szczypcami wyjąć łososia i pory na ciepły talerz i przykryć. Dodaj masło i śmietanę na patelnię i gotuj przez 5 minut redukując sos.

c) Podziel sos na dwa talerze zupy. Posyp porem, potem łososiem. Natychmiast podawaj.

85. Grillowany miecznik z salsą

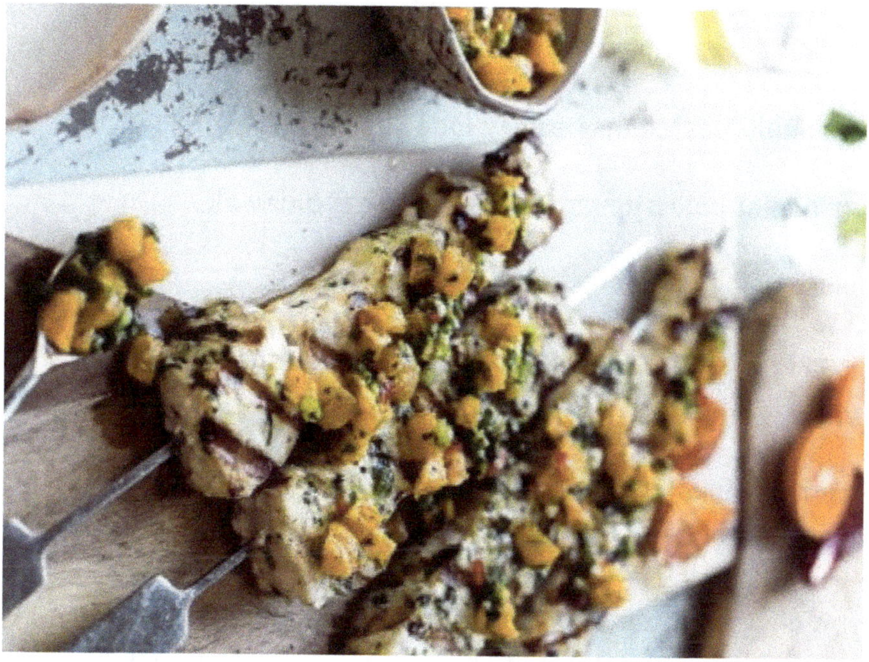

Składniki

- Dwa 180-centymetrowe steki z miecznika bez kości i skóry, o grubości cala
- 1 łyżka oliwy z oliwek
- 2 szklanki posiekanej sałaty lodowej
- 1 szklanka pokrojonych w plasterki rzodkiewek
- 1 Hass awokado
- 2 łyżki najlepszej jakości salsy napompowane odrobiną świeżej kolendry
- Starta skórka i sok z 1 limonki

a) Rozgrzej grill gazowy, węglowy lub elektryczny. Posmaruj rybę oliwą z obu stron. Grilluj rybę, obracając raz po zrumienieniu na dnie (około 2 minut), a następnie dokończ z drugiej strony, gotując, aż ryba będzie przezroczysta w środku (jeszcze 2 do 3 minut).

b) W międzyczasie ułóż na dwóch podgrzanych talerzach sałatę, rzodkiewkę i awokado. Przełóż ugotowaną rybę na talerze obiadowe i posyp każdy stek dużą porcją salsy. Całość wyciśnij sok z limonki i posyp skórką.

86. Steki z tuńczyka z majonezem

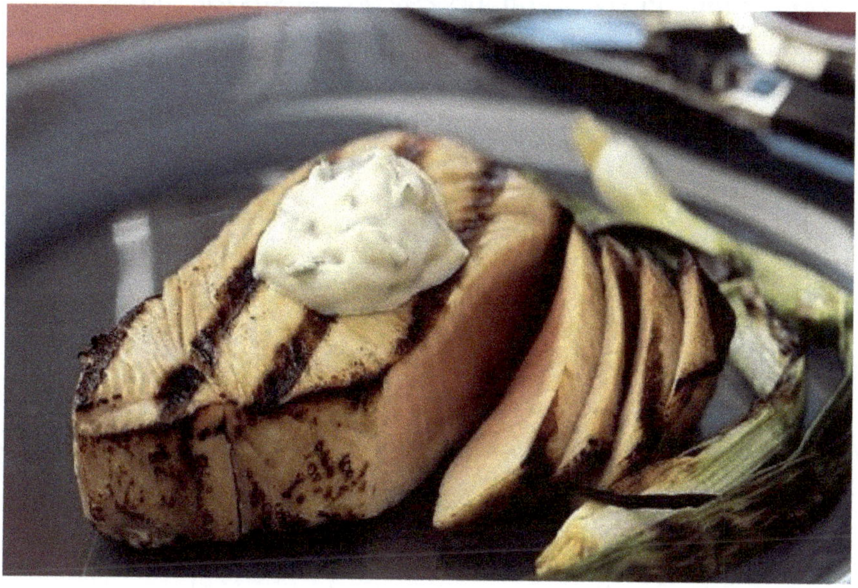

Składniki

- 2 łyżeczki majonezu
- 2 łyżki mielonego świeżego lub 2 łyżeczki suszonego estragonu plus gałązki estragonu do przybrania
- Dwa 6-uncjowe steki z tuńczyka o grubości 1 cala
- Sól i pieprz do smaku
- 1 łyżeczka oliwy z oliwek
- Zgnieciony zimowy dynia

a) W małej miseczce wymieszać majonez i estragon. Przykryj i odłóż na bok. Rozgrzej ciężką patelnię lub prążkowaną patelnię grillową na średnim ogniu. Tuńczyka osuszyć papierowymi ręcznikami, a następnie doprawić do smaku solą i popękanym pieprzem.

b) Nałóż oliwę z oliwek na powierzchnie ryby. Grilluj na patelni około 3 minuty z każdej strony na średnim poziomie. Przełóż na podgrzane talerze obiadowe. Posyp każdy stek porcją majonezu estragonowego i udekoruj gałązkami estragonu. Umieść kopiec kabaczka obok tuńczyka.

87. Zgnieciona dynia zimowa

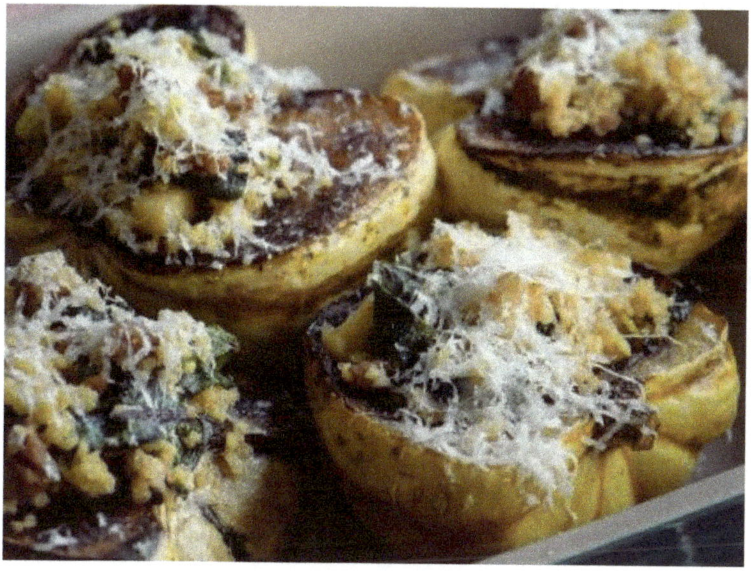

Składniki

- Jedna półfuntowa dynia zimowa (orzech piżmowy, hubbard)
- 2 łyżki niesolonego masła
- Sól i świeżo zmielony czarny pieprz do smaku

a) Nakłuć widelcem powierzchnię dyni w kilku miejscach. Umieść w mikrofalówce i gotuj na wysokich obrotach, aż będzie miękka, około 8 minut.

88. Szaszłyk z przegrzebków prosciutto

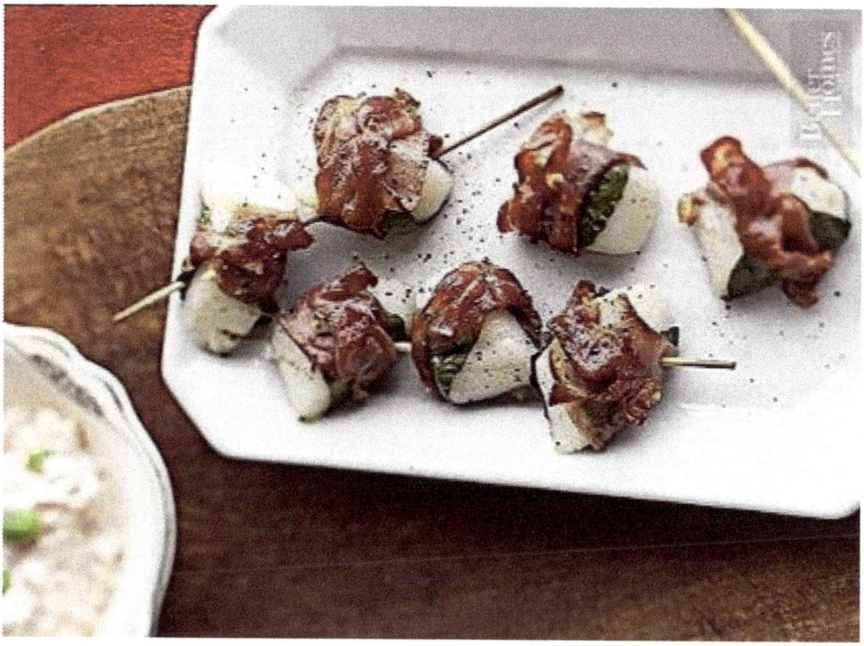

Składniki

- 2 uncje cienko pokrojonej prosciutto
- 12 dużych listków świeżej bazylii
- 12 uncji dużych przegrzebków morskich

SZPINAK W KREMIE

- 1 łyżka oliwy z oliwek
- 12 uncji świeżego szpinaku dla dzieci
- 2 łyżki śmietany
- Sól dla smaku
- $\frac{1}{2}$ łyżeczki świeżo zmielonego czarnego pieprzu
- Szczypta świeżo startej gałki muszkatołowej

a) Namocz 12 małych drewnianych patyczków w wodzie przez co najmniej 20 minut. Połóż plasterek szynki na blacie, a na jednym końcu połóż liść bazylii. Na wierzch z przegrzebkiem. Owiń prosciutto wokół przegrzebka i bazylii, wsuwając po bokach. Powtórz ten proces, aby zrobić 12 paczek. Nawlecz na nasączone szaszłyki, przykryj i odłóż na bok. Podgrzej grill lub dużą patelnię.

b) Opiekaj paczki na średnim ogniu lub na patelni, posmaruj oliwą z oliwek, aż szynka zacznie skwierczeć. Obróć raz i kontynuuj gotowanie, łącznie nie dłużej niż 5 minut.

c) W międzyczasie podsmaż szpinak na dużej patelni z odrobiną oleju, aż zwiędnie. Dodaj śmietanę, dopraw do smaku solą, pieprzem i odrobiną gałki muszkatołowej. Przed podaniem ułóż szpinak w śmietanie na każdym z dwóch podgrzanych talerzy obiadowych. Zsuń pakiet przegrzebków z szaszłyków i ułóż je na szpinaku.

89. Seitan i czarna fasola

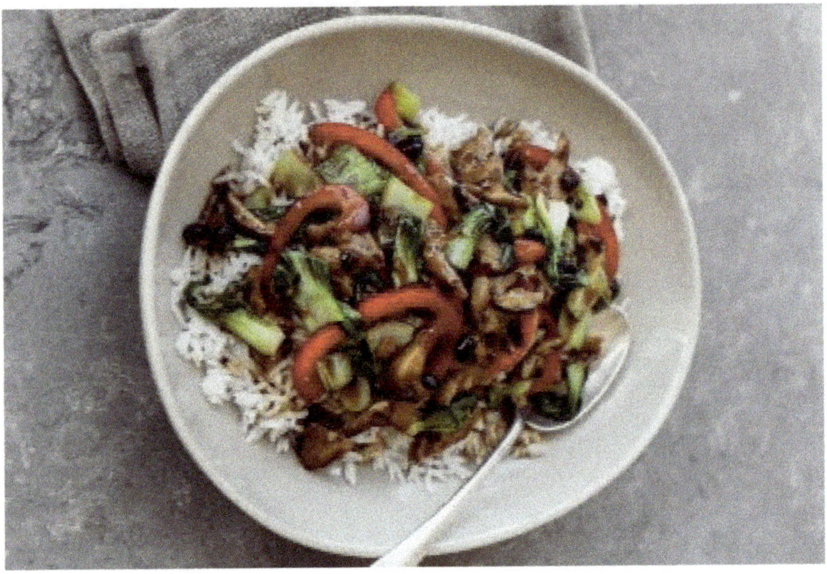

Na sos:

- Puszka 400 g czarnej fasoli, fajki odsączone i umyte.
- 75 g ciemnobrązowego miękkiego cukru.
- 3 ząbki czosnku.
- 2 łyżki sosu sojowego.
- 1 łyżeczka chińskiego proszku z pięcioma przyprawami.
- 2 łyżki octu ryżowego.
- 1 łyżka gładkiego masła orzechowego.
- 1 czerwone chili, drobno posiekane.

Do smażenia na patelni:

- 350 g kawałków seitan marynaty w słoiku.
- 1 łyżka mąki kukurydzianej.
- 2-3 łyżki oleju roślinnego.
- 1 czerwona papryka, pokrojona w plastry.
- 300 g pak choi, pokrojonych w plastry.
- 2 dymki, pokrojone w plastry.
- Przygotowany makaron ryżowy lub ryż do podania.

Wskazówki:

a) Zacznij od przygotowania sosu, połowę fasoli umieść w misce młynka z resztą aktywnych składników i dodaj 50 ml wody. Dopraw, a następnie zmiksuj do uzyskania gładkości. Włóż do garnka i ostrożnie podgrzewaj przez około 5 minut lub więcej, aż będzie błyszcząca i gęsta.

b) Rury opróżnić seitan i osuszyć papierem do gotowania. Wrzuć kawałki seitan do miski z mąką kukurydzianą i zachowaj. Podgrzej wok do wysokiej temperatury, dodaj trochę oleju, następnie seitan - może być konieczne robienie tego partiami. Smaż przez około 5 minut, aż na brzegach się zarumienią. Wyeliminuj seitan z woka za pomocą łyżki cedzakowej i odłóż na talerz.

c) Jeśli na tym etapie wok jest suchy, dodaj 1 łyżeczkę oleju warzywnego. Przygotować 3-4 minuty, następnie włożyć seitan na patelnię, dodać sos i doprowadzić do wrzenia przez 1 minutę.

90. Okładki z curry tofu

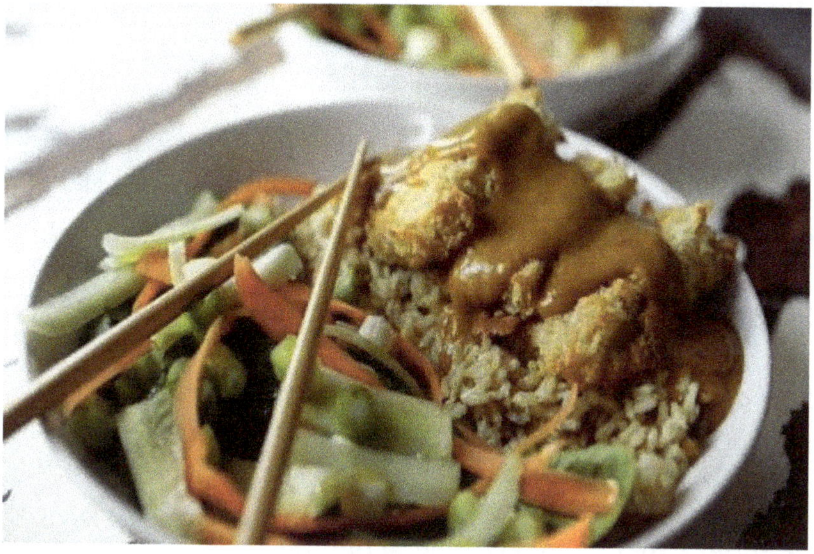

Składniki:

- 1/2 czerwonej kapusty, poszatkowanej.
- 4 załadowane łyżki jogurtu bezmlecznego
- 3 łyżki sosu miętowego.
- 3 opakowania po 200 g tofu, każde pokrojone na 15 kostek.
- 2 łyżki pasty curry tandoori.
- 2 łyżki oleju.
- 2 cebule, pokrojone w plastry.
- 2 duże ząbki czosnku, pokrojone w plastry.
- 8 chapati.
- 2 limonki, pokrojone w ćwiartki.

Wskazówki:

a) Wymieszać kapustę, sos jogurtowo-miętowy, doprawić i odstawić. Wymieszaj tofu z pastą tandoori i 1 łyżką oleju. Podgrzej patelnię i gotuj tofu partiami po kilka minut z każdej strony na złoty kolor. Wyeliminuj z patelni łyżką cedzakową i.

b) Dodaj pozostały olej na patelnię, wymieszaj cebulę i czosnek i smaż przez 8-10 minut, aż zmiękną. Włóż tofu na patelnię i dobrze dopraw.

c) Rozgrzej czapati zgodnie ze wskazówkami paczki, a następnie poprowadź każdego z kapustą, a następnie z curry tofu i dużą ilością limonki.

91. Sałatka tajska z tempeh

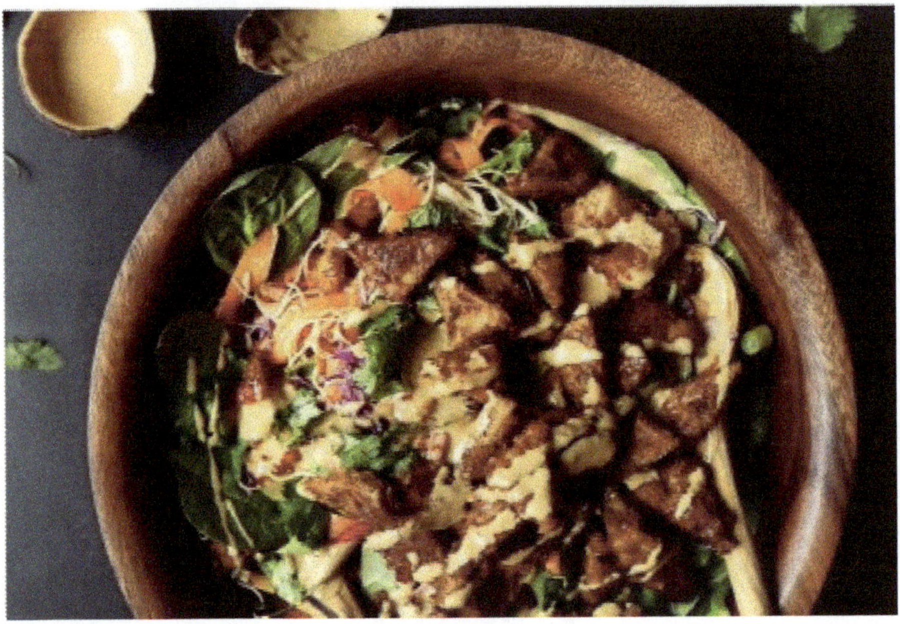

Sałatka:

- 6 uncji makaronu wermiszelowego
- 2 średnie, całe marchewki, "wstążkowane" obieraczką do warzyw lub spiralizerem.
- 2 łodygi zielonej cebuli
- 1/4 szklanki pokrojonej kolendry.
- 2-3 łyżki mięty w plasterkach.
- 1 szklanka luźno zapakowanego szpinaku
- 1 szklanka bardzo drobno pokrojonej czerwonej kapusty.
- 1 średnia czerwona papryka.
- 1 partia tempeh marynowanych orzeszków ziemnych.

Ubieranie się:

- 1/3 szklanki solonego aksamitnego masła orzechowego, masła migdałowego lub masła do opalania.
- 3 łyżki tamari bezglutenowe.
- 3 łyżki syropu klonowego.
- 1 łyżeczka sosu chili czosnkowego
- 1 średnia limonka, wyciśnięta z soku (wydajność - 3 łyżki stołowe lub 45 ml).

- 1/4 szklanki wody (za rozrzedzenie).

Wskazówki:

a) Makaron ryżowy ugotować zgodnie z zaleceniami na opakowaniu, opłukać, odcedzić i pozostawić do ostygnięcia.

b) Do dużej miski do serwowania dodaj ugotowany i schłodzony makaron, marchew, zieloną cebulę, kolendrę, miętę, szpinak, kapustę i czerwoną paprykę i wymieszaj luźno do połączenia. Rezerwa.

c) Zrób opatrunek.

d) Dodaj 1/2 tempeh (opcjonalnie) i 1/2 sosu do sałatki i wrzuć. Wiodąca z pozostałym tempehem i sosem. Natychmiast podawaj.

92. Pbaton z komosą ryżową

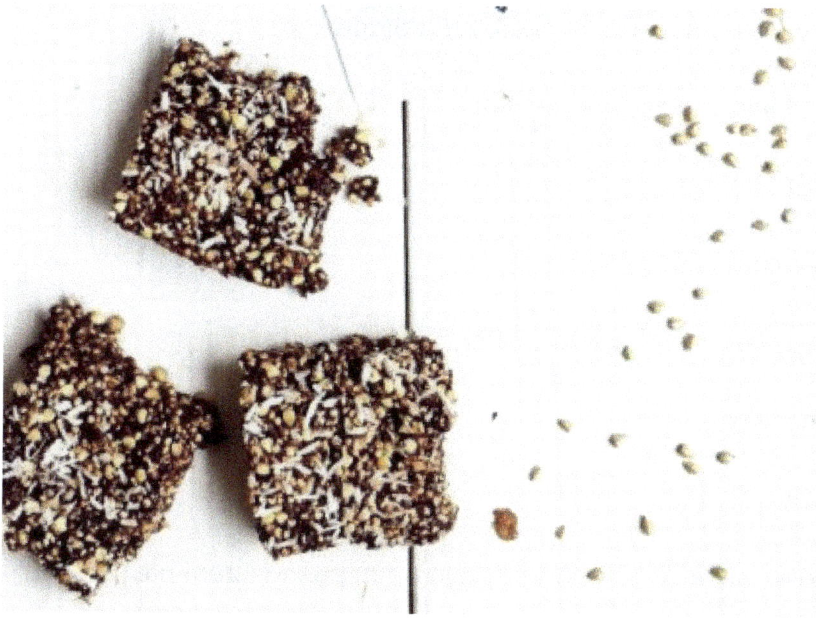

Składniki:

- 3 łyżki oleju kokosowego.
- 1/2 szklanki surowego proszku kakaowego.
- 1/3 szklanki syropu klonowego.
- 1 łyżka tahini
- 1 łyżeczka cynamonu.
- 1 łyżeczka proszku waniliowego.
- Sól morska.

Wskazówki:

a) W małej patelni na średnim ogniu rozpuść razem olej kokosowy, surowe kakao, tahini, cynamon, morski klon, syrop i sól waniliową, aż uzyskasz gęstszą czekoladową mieszankę.

b) Polej sosem czekoladowym na ugotowaną komosę ryżową i dobrze wymieszaj. Wrzuć dużą łyżkę chrupek czekoladowych do małych foremek do pieczenia.

c) Włóż je do zamrażarki na minimum 20 minut, aby stwardniały. Przechowuj w zamrażarce i rozkoszuj się!

93. Chokolacja kawałków ciasteczek

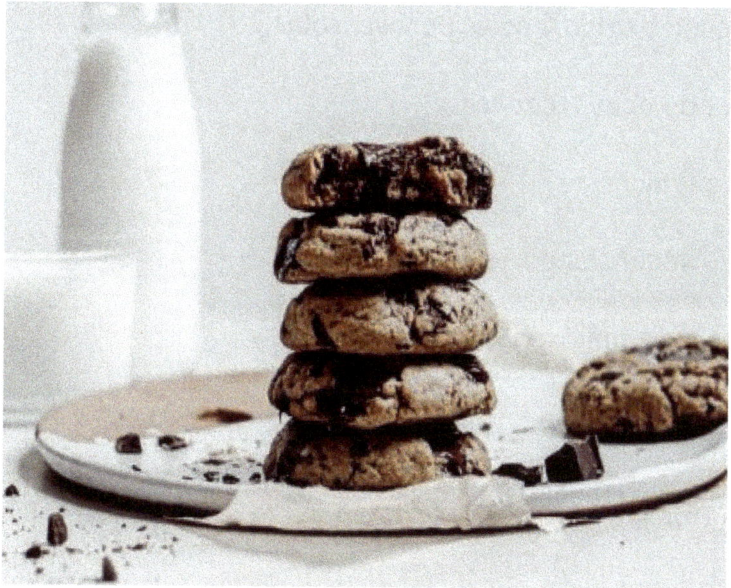

Składniki:

- 2 szklanki mąki bezglutenowej uniwersalnej.
- 1 łyżeczka sody oczyszczonej.
- 1 łyżeczka soli morskiej.
- 1/4 szklanki wegańskiego jogurtu.
- 7 Łyżka masła wegańskiego.
- 3 łyżki masła nerkowca
- 1 1/4 szklanki cukru kokosowego.
- 2 jajka chia.
- Ciemna tabliczka czekolady, porcje burglarize.

Wskazówki:

a) Rozgrzej piekarnik do 375° F

b) W średniej wielkości misce wymieszaj bezglutenową mąkę, sól i sodę oczyszczoną. Odstaw na bok, aż roztopisz masło.

c) Dodaj masło, jogurt, masło z orzechów nerkowca, cukier kokosowy do miski i używając stojaka miksującego lub ręcznego miksera, miksuj przez kilka minut, aż się połączą.

d) Dodaj jajka chia i dobrze wymieszaj.

e) Dodaj mąkę do mieszanki jaj chia i miksuj na niskim poziomie aż do połączenia.

f) Dodać kawałki czekolady.

g) Ciasto wstawić do lodówki na 30 minut.

h) Wyjmij ciasto z lodówki i pozwól mu ostygnąć do temperatury pokojowej, około 10 minut, i wyłóż arkusz ciastek pergaminem.

i) Używając rąk, nanieś na papier pergaminowy 1 1/2 łyżki stołowej ciasta. Zostaw trochę miejsca pomiędzy każdym ciasteczkiem.

j) Piecz ciasteczka przez 9-11 minut. Rozkoszować się w!

94. Spiekielny dip edamame

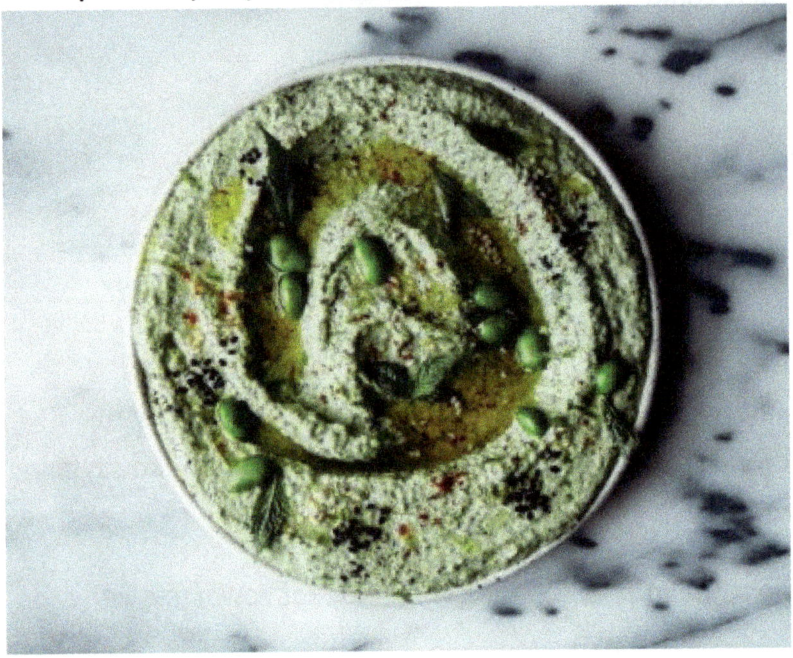

Składniki:

- 1/2 szklanki pokrojonej czerwonej cebuli.
- Sok z 1 limonki.
- Sól morska.
- Garść kolendry.
- Pomidory pokrojone w kostkę (opcjonalnie).
- Płatki chili.

Wskazówki:

a) Wystarczy zmiksować cebulę w blenderze przez kilka sekund. Następnie dodaj resztę składników aktywnych i pulsuj, aż edamame zmiesza się w duże porcje.

b) Smakuj jako pasta do tostów, na kanapkę, jako dip lub jako sos pesto!

95. Mkubki z orzechów nerkowca

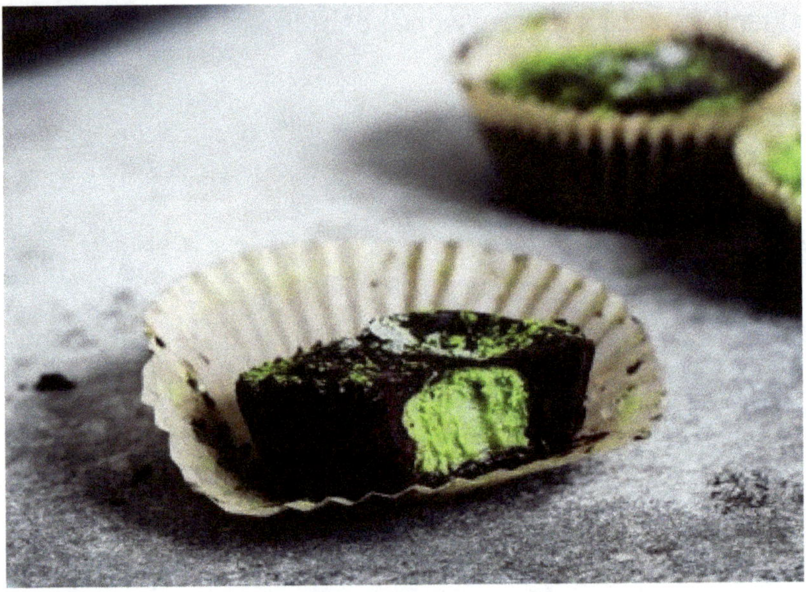

Składniki:

- 2/3 szklanki masła kakaowego.
- 3/4 szklanki kakao w proszku.
- 1/3 szklanki syropu klonowego.
- 1/2 szklanki masła z orzechów nerkowca lub innego.
- 2 łyżeczki matcha w proszku.
- Sól morska.

Wskazówki:

a) Napełnij małą patelnię 1/3 szklanki wody i umieść miskę na górze, przykrywając patelnię. Gdy miska będzie gorąca, a woda pod nią się zagotuje, rozpuść masło kakaowe w misce, włącz ogrzewanie i. Gdy się rozpuści, zdejmij z ognia i mieszaj przez kilka minut syrop klonowy i proszek kakaowy, aż czekolada zgęstnieje.

b) Używając średniej wielkości uchwytu na babeczki, wypełnij dolną warstwę sporą łyżką mieszanki czekoladowej. Włóż je do zamrażarki na 15 minut, aby się zestaliły.

c) Wyjmij mrożoną czekoladę z zamrażarki i nałóż 1 łyżkę stołową ciasta z masłem matcha/nerkowca na wierzch zamrożonej warstwy czekolady. Posyp solą morską i odstaw do zamrażarki na 15 minut.

96. Cplastry czekolady z chickpea

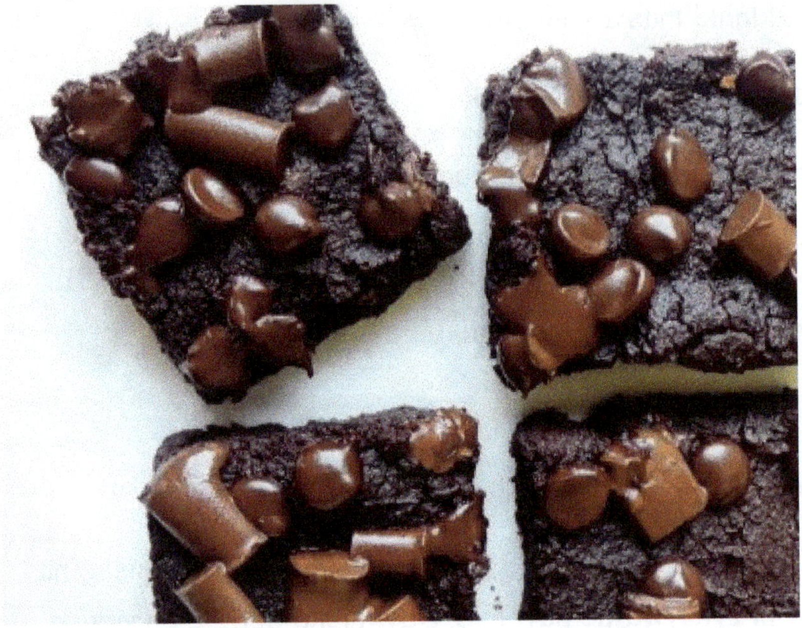

Składniki:

- Puszka 400 g ciecierzycy, wypłukanej, odsączonej.
- 250 g masła migdałowego.
- 70 ml syropu klonowego.
- 15 ml pasty waniliowej.
- 1 szczypta soli.
- 2 g proszku do pieczenia.
- 2 g sody oczyszczonej.
- 40 g wegańskich chipsów czekoladowych.

Wskazówki:

a) Rozgrzej piekarnik do 180°C/350°F.

b) Posmaruj dużą blachę do pieczenia olejem kokosowym.

c) Połącz ciecierzycę, masło migdałowe, syrop klonowy, wanilię, sól, proszek do pieczenia i sodę oczyszczoną w blenderze.

d) Miksuj do uzyskania gładkości. Wymieszaj połowę kawałków czekolady, rozprowadź ciasto na przygotowanej formie do pieczenia.

e) Posyp zarezerwowanymi kawałkami czekolady.

f) Piecz przez 45-50 minut lub do momentu, gdy włożona wykałaczka wyjdzie czysta.

97. Smokre zielone ciasteczka

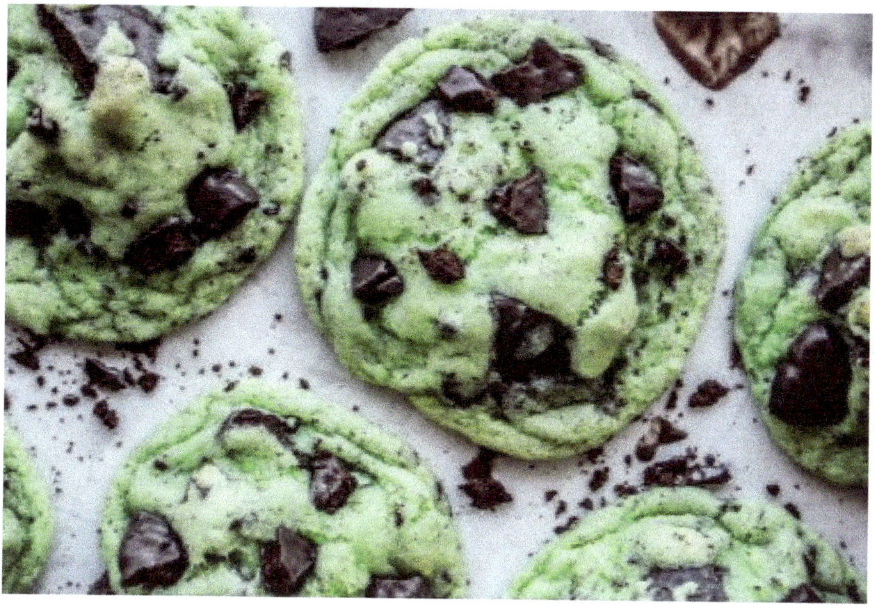

Składniki:

- 165 g zielonego groszku.
- 80 g posiekanych daktyli medjool.
- 60 g jedwabistego tofu, puree.
- 100 g mąki migdałowej.
- 1 łyżeczka proszku do pieczenia.
- 12 migdałów.

Wskazówki:

a) Rozgrzej piekarnik do 180°C/350°F.

b) Połącz groszek i daktyle w robocie kuchennym.

c) Miksuj, aż utworzy się gęsta pasta.

d) Przenieś mieszaninę grochu do miski. Dodaj tofu, mąkę migdałową i proszek do pieczenia. Uformuj mieszankę w 12 kulek.

e) Kulki układamy na blasze wyłożonej papierem do pieczenia. Spłaszcz każdą kulkę olejowaną dłonią.

f) Włóż migdał do każdego ciasteczka. Piecz ciasteczka przez 25-30 minut lub aż będą delikatnie złote.

g) Schłodzić na ruszcie przed podaniem.

98. Bbatony anana

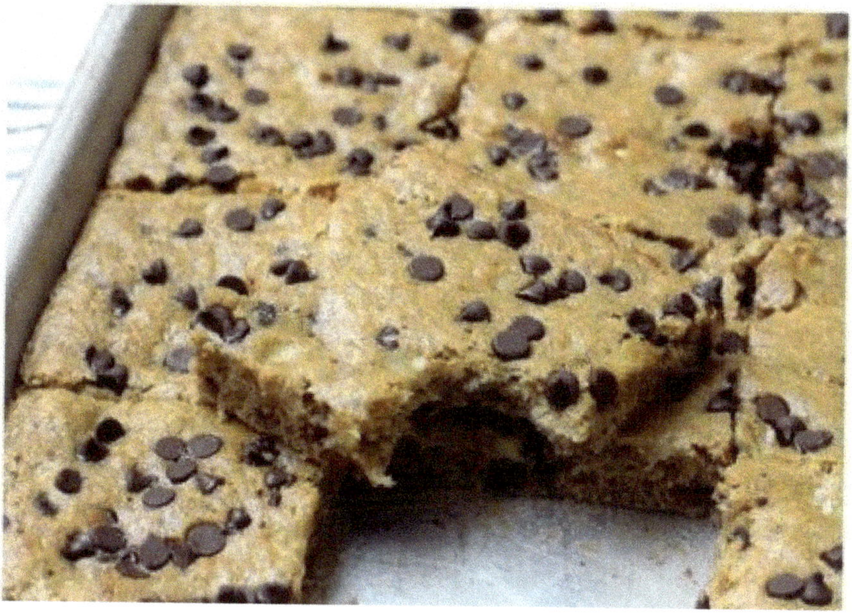

Składniki:

- 130 g gładkiego masła orzechowego.
- 60 ml syropu klonowego.
- 1 banan, puree.
- 45 ml wody.
- 15 g zmielonych nasion lnu.
- 95 g ugotowanej komosy ryżowej.
- 25 g nasion chia.
- 5 ml wanilii.
- 90 g szybko gotujących się płatków owsianych.
- 55 g mąki pełnoziarnistej.
- 5 g proszku do pieczenia.
- 5 g cynamonu.
- 1 szczypta soli.
- Byczy:
- 5 ml roztopionego oleju kokosowego.
- 30 g posiekanej wegańskiej czekolady.

Wskazówki:

a) Rozgrzej piekarnik do 180°C/350°F.

b) Blachę do pieczenia 16cm wyłożyć papierem do pieczenia.

c) W małej misce wymieszać nasiona lnu i wodę. Odstawić na 10 minut.

d) W osobnej misce wymieszać masło orzechowe, syrop klonowy i banana. Dodać mieszankę nasion lnu.

e) Gdy uzyskasz gładką mieszankę, wymieszaj komosę ryżową, nasiona chia, ekstrakt waniliowy, owies, mąkę pełnoziarnistą, proszek do pieczenia, cynamon i sól.

f) Ciasto wlać do przygotowanego naczynia do pieczenia. Pokrój na 8 batonów.

g) Piec batony przez 30 minut.

h) W międzyczasie przygotuj polewę; połącz czekoladę i olej kokosowy w żaroodpornej misce. Ustaw na gotującej się wodzie, aż się rozpuści.

i) Wyjmij batony z piekarnika. Umieść na ruszcie na 15 minut do ostygnięcia. Batony wyjąć z naczynia do pieczenia i skropić polewą czekoladową. Obsługiwać.

99. Pbiałkowe pączki

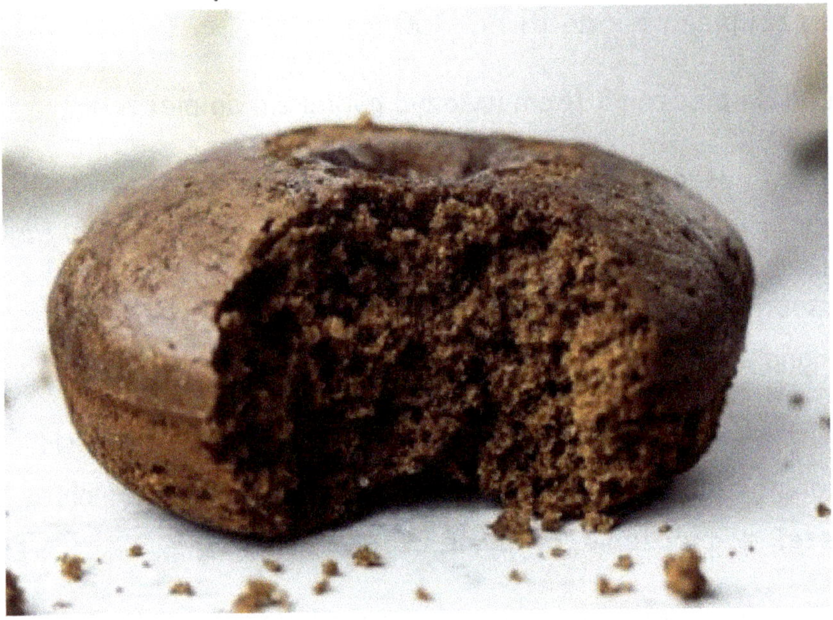

Składniki:

- 85 g mąki kokosowej.
- 110 g kiełkującego brązowego ryżu w proszku o smaku waniliowym.
- 25 g mąki migdałowej.
- 50 g cukru klonowego.
- 30 ml roztopionego oleju kokosowego.
- 8 g proszku do pieczenia.
- 115 ml mleka sojowego.
- 1/2 łyżeczki octu jabłkowego.
- 1/2 łyżeczki pasty waniliowej.
- 1/2 łyżeczki cynamonu.
- 30ml ekologicznego musu jabłkowego.
- Dodatkowy:
- 30 g cukru kokosowego w proszku.
- 10 g cynamonu.

Wskazówki:

a) W misce połącz wszystkie suche składniki.

b) W osobnej misce ubij mleko z musem jabłkowym, olejem kokosowym i octem jabłkowym.

c) Złóż mokre składniki do sucha i mieszaj, aż dokładnie się połączą.

d) Rozgrzej piekarnik do 180°C/350°F i posmaruj 10-otworową patelnię do pączków.

e) Przygotowane ciasto przełóż na wysmarowaną tłuszczem patelnię do pączków.

f) Piecz pączki przez 15-20 minut.

g) Gdy pączki są jeszcze ciepłe, posyp cukrem kokosowym i cynamonem. Podawaj na ciepło.

100. Htofu jednorazowo-sezamowe

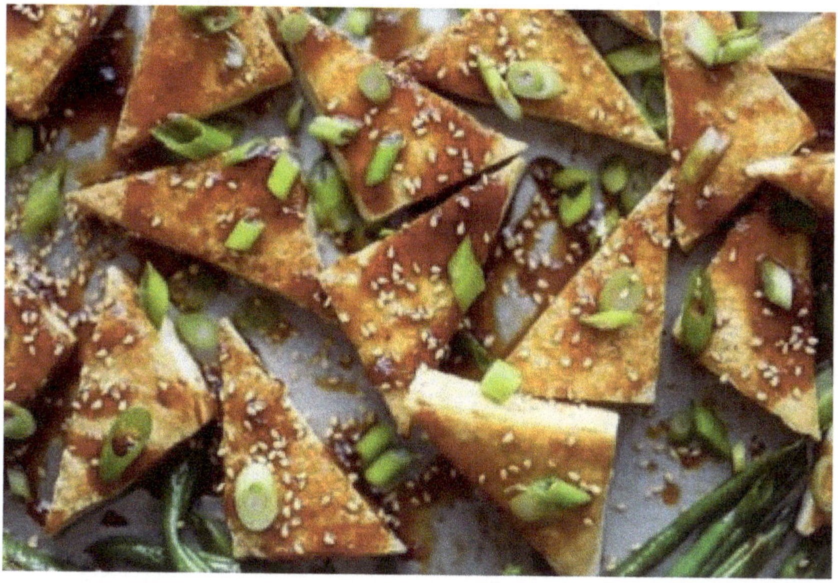

Składniki:

- 12 uncji bardzo jędrnego tofu, odsączonego i wytartego na sucho.
- Olej lub spray do gotowania.
- 2 łyżki sosu sojowego o obniżonej zawartości sodu lub tamari.
- 3 ząbki czosnku, zmielone.
- 1 łyżka miodu.
- 1 łyżka startego, obranego świeżego imbiru.
- 1 łyżeczka prażonego oleju sezamowego.
- 1 funt zielonej fasoli, przycięty.
- 2 łyżki oliwy z oliwek.
- 1/4 łyżeczki płatków czerwonej papryki (opcjonalnie).
- Sól koszerna.
- Świeżo zmielony czarny pieprz.
- 1 średnia szalotka, bardzo drobno pokrojona.
- 1/4 łyżeczki nasion sezamu.

Wskazówki:

a) Odstawić na 10 do 30 minut. W dużej misce wymieszaj sos sojowy lub tamari, czosnek, miód, imbir i olej sezamowy; odłożyć na bok.

b) Pokrój tofu w trójkąty i ułóż w jednej warstwie na połowie przygotowanej blachy do pieczenia. Skrop mieszanką sosu sojowego. Pieczemy na złocisto-brązowy spód przez 12-13 minut.

c) Włącz tofu. Umieść zieloną fasolkę w jednej warstwie na drugiej połowie blachy do pieczenia. Skrop oliwą z oliwek i spryskaj płatkami czerwonej papryki; dopraw solą i pieprzem.

d) Wróć do piekarnika i piecz, aż tofu będzie złocistobrązowe z drugiej strony, jeszcze 10-12 minut. Posyp szalotką i sezamem i od razu podawaj.

WNIOSEK

Jest wiele rzeczy, które mogą przyczynić się do Twojego sukcesu, ale najważniejsze to Ty! Nie pozwól, aby inni Cię zdołowali, kulturystyka będąca na diecie wegańskiej może często wywoływać negatywne uwagi ze strony innych. Postanowili to zignorować i udowodnić, że się mylą.

Dopóki trzymasz się planu diety, który składa się z dużej ilości białka, węglowodanów, tłuszczów, owoców i warzyw i robisz postępy w stałym tempie z ćwiczeniami, nie ma powodu, dla którego miałbyś zawieść. Musisz tylko zachować motywację i się jej trzymać. Gdy zastosujesz całą wiedzę i techniki, których nauczyłeś się z tego przewodnika, oraz własne badania, nic Cię nie powstrzyma - więc ruszaj i powodzenia!

CPSIA information can be obtained
at www.ICGtesting.com
Printed in the USA
LVHW081042241122
733912LV00010B/486

9 781805 420293